Le transfert et son maniement dans les pratiques sociales

Psychanalyse et lien social

Collection fondée et dirigée par Joseph Rouzel et Jacques Cabassut

La collection *Psychanalyse et lien social* suit l'indication freudienne selon laquelle « *L'opposition entre la psychologie individuelle et la psychologie sociale ou collective, qui peut, à première vue, paraître très profonde, perd beaucoup de son acuité lorsqu'on l'examine de plus près.* » La collection accueille des textes témoignant des grands mouvements culturels et sociaux qui, dans notre hypermodernité, bouleversent autant les sujets que les collectifs. Elle interroge les différentes dimensions éthiques, politiques, institutionnelles, cliniques. Comme l'écrit Didier Anzieu : « *Hier les psychanalystes avaient à braver la résistance du monde à la psychanalyse. Leur tâche aujourd'hui est inverse : ils ont à soutenir la résistance de la psychanalyse au monde.* »

Dernières parutions

Sous la direction de Joseph ROUZEL, *Poésie et psychanalyse. L'interprétation, c'est la poésie*, 2024.

Jean-Bernard PATURET, Shérif TOUBAL, *Marianne sur le divan, Laïcité et psychanalyse*, 2023.

Marie ALLIONE, *L'éventail et la boussole, D'une psychiatrie déboussolée à l'espoir d'une psychiatrie humaniste*, 2023.

Jeanne LAFONT, *Fragments de topologie selon Jacques Lacan*, 2023.

Marie-José ANNENKOV, *L'enfant au livre. Conté par des psychanalystes et par tous*, 2023.

Sous la direction de Joseph ROUZEL, *Guy Massat. Cartel sur « Télévision » de Jacques Lacan*, 2023.

Sous la direction de Joseph ROUZEL, *Psychanalyse sans frontière. La psychanalyse dans tous ses états*, 2023.

Geneviève DINDART, *La psychanalyse en jeu : art thérapies et pratiques d'accompagnement. Une clinique des formes*, 2022.

Sous la direction de
Joseph Rouzel

Le transfert et son maniement dans les pratiques sociales

L'Harmattan

5-7, rue de l'École-Polytechnique, 75005 Paris
http://www.editions-harmattan.fr
ISBN : 978-2-336-44910-4
EAN : 9782336449104

Sommaire

Ouvertures

Joseph Rouzel[1]

Dans *La technique psychanalytique*, Freud précise : « Il est faux que le transfert soit dans une analyse plus intense, plus excessif qu'en dehors d'elle. Dans les établissements où les nerveux ne sont pas traités par les méthodes psychanalytiques, on observe des transferts revêtant les formes les plus étranges et les plus exaltées, allant parfois jusqu'à la sujétion la plus complète ».

On peut entendre alors que les analystes ne sont pas les seuls à être objet de transfert. « Ils s'inscrivent, souligne Jean-Bertrand Pontalis dans *La force d'attraction* (1990), « dans la série psychique bien connue du prêtre, du médecin, du professeur et du maître. Autant de figures, moins d'autorité, comme on le dit parfois hâtivement, que de détenteur de secret : secret de l'âme, du corps, du savoir, du pouvoir sur l'esprit. L'analyste, en ceci plus proche des parents, étant supposé, lui, détenir le savoir sexuel (mais cela est déjà inscrit dans les figures précédentes) ». Jacques Lacan confirme que : « Chaque fois qu'un homme parle à un autre d'une façon

---

[1] Joseph Rouzel, psychanalyste, formateur, superviseur, écrivain. Directeur de l'Institut européen psychanalyse et travail social à Montpellier (PSYCHASOC), co-créateur de l'association l'@psychanalyse, membre de la F.E.P. Derniers ouvrages : *Ailleurs. Pratique de la psychanalyse*, Orange, le Retrait |, 2019 ; *Corona, psychanalyse. Petit manuel de survie*, le Retrait |, 2020 ; *La psychanalyse contre l'écho vide 19*, Paris, L'Harmattan, 2021 ; *La folie littéraire. Psychose et écriture*, Orange, le Retrait |, 2022 ; *La planète-camp. Psychanalyse de l'extermination*, Paris, L'Harmattan, 2023 ; *Le grand mangeur d'aube* (illustrations Geneviève Dindart), Montpellier, Psychasoc éditions, 2023.

authentique et pleine, il y a, au sens propre, transfert, transfert symbolique » (Séminaire I, p. 127). En ajoutant, dans sa « Proposition pour l'École » en 1967, que le sujet supposé savoir, pivot du transfert, est un signifiant tiers, il nous amène à penser ce qui fait médiation entre un professionnel de l'éducation, du soin, de l'enseignement avec un usager, un patient, un élève.

L'institution sociale, médico-sociale, scolaire, hospitalière… c'est transfert à tous les étages ! Mais on ne saurait en rester au constat évident qu'entre les êtres humains, « ça transfère ». En effet, dans un premier temps, le transfert en tant que tel ouvre sur la confusion, l'embrouille. Il faut donc ajouter un second temps : un « maniement » (Freud), « une manœuvre » (Lacan), permettant au praticien de structurer la relation, mais aussi d'en extraire une élaboration indispensable pour mener à bien sa « mission ». Des espaces spécifiques sont dévolus à ce travail institutionnel : supervision, régulation d'équipe, réunions cliniques…

Le transfert, ça n'a pas de statut

Sébastien Firpi[1]

Au commencement est le transfert[2]...

Le transfert, cela touche aux « choses de l'amour » selon Lacan. C'est de l'amour adressé au savoir... Qu'en savons-nous, nous, humbles cliniciens du quotidien ?

Chaque travailleur social, de l'essence désirante « d'être là », de sa participation au tissage du lien, n'en est pas dupe, il y a quelque chose qui l'engage malgré lui.

Il nous vient là l'offre de ne pas reprendre l'historique du transfert, ni de laisser ce que la citation, aussi précieuse soit-elle, nous économise à lire le livre du récit de nos rencontres. Laissons ainsi se déplier, au fil des lettres, ce qu'il en est de la traversée de l'expérience clinique via une *praxis* désirante.

De nos jours, une orientation clinique qui se choisit du côté de la psychanalyse, ce n'est plus si répandu. Et pourtant, elle n'a peut-être jamais rencontré autant la possibilité et la nécessité d'être ravivée. La psychanalyse est une des opportu-

---

[1] Sébastien Firpi est clinicien depuis plus de vingt ans en institution. Il a été éducateur durant plusieurs années dans le champ social, médico-social et en pédopsychiatrie. Il intervient comme psychologue clinicien hospitalier en psychiatrie de secteur en milieu carcéral et pratique la psychanalyse par ailleurs. Superviseur en institution et formateur en travail social, il est l'auteur de plusieurs articles et a participé à différents ouvrages collectifs. Il est également membre de l'@psychanalyse, de l'Appel des appels et de la revue *Lapsus Numérique*.

[2] Lacan J., (1967), « Proposition du 9 octobre 1967 sur le psychanalyste de l'école », *Autre écrits*, Paris, Seuil, 2001, Paris, p. 247.

nités les plus puissantes pour redonner place à la parole. Durant une période syndémique[3] telle que la nôtre, nous pourrions prôner sa contagiosité. Un virus pesteux vient s'immiscer dans toutes les pratiques des métiers de l'humain et estompe le sujet tel que nous le concevons. Ne le taisons pas afin d'acter la continuité d'une analyse subversive, à l'envers des « recommandations », à l'endroit d'une formation infinie.

L'amour, le lien, sont autant d'objets aussi nécessaires à quérir qu'impossibles à saisir, et ce, sans positivisme idéologique. C'est plutôt une pratique à visée utopique modeste, celle qui prône des petits îlots de-ci et de-là dont nous sommes des lanceurs d'alerte qui produisent des ponts entre nos champs respectifs d'intervention.

Au sens philosophique antique, la *philia* peut se rapprocher de la définition qui tient l'articulation des hommes entre eux, un tissage pour le passage du transfert au désir. Le transfert s'engage dans toute relation où la clinique s'impose et le désir s'articule toujours à un engagement auprès des lieux que nous occupons. Il y a par exemple l'institution et les diverses relations induites et, pour le penser, ne nous préservons pas de notre regard singulier et respectif sur le monde.

Notre boussole : il n'y a de transfert que de l'analyste. Si là il s'agit du psychanalyste, cela reste une proposition mythique, au-delà d'une posture ou d'une nomination, c'est un lieu pour choisir d'entendre autre chose que ce qui apparaît évident. C'est une charnière imbriquée à ce qui nous fait « y être », qui est à la fois le support et le levier du dit transfert. Le lien dont parle la philosophie antique touche à cette rencontre que la

---

[3] Proposition subversive relayée par Barbara Stiegler dans l'intérêt de relayer l'intéressante différenciation avec le terme de pandémie qui nous aura largement envahit dès 2020. Pour ce il suffit d'ouvrir ce petit recueil appelé *Démocratie en pandémie* publié dans la collection *Tracts* Gallimard.

psychanalyse soutient en tant que discours, c'est-à-dire le lien social. Autrement dit, il n'y a de transfert que du désir d'y être.

Changer le cours de son histoire en modifiant les amarres de son être[4]*…*

Ce chemin, le mien, en passe par plusieurs lieux et noms. Longtemps nommé « éducateur », un désir d'analysant déjà là s'est précisé au fur et à mesure des années. À l'image de ce *désir indestructible* dont parle Freud à la toute fin de sa *Traumdeutung*: là depuis le début. Cependant, le désir ne peut s'arrimer ni à un statut ni à une posture imaginaire, il faut en passer par autre chose… Cela pose néanmoins une question reconnaissable à garder ancrée : *et toi, qu'est-ce que tu fous là ?* Ce qui a tout intérêt à se raconter sans se la raconter.

Le transfert, c'est une histoire de rencontres dont l'en-je fonde le cours de notre histoire. Des rencontres se répètent, mais ce n'est jamais tout à fait la même chose, ce ne sont que des semblants de même qui s'impriment, puis s'expriment. D'autres effractions d'impressions et traces m'avaient guidé vers une autre rencontre, celles d'écrits où sur la couverture apparaît ce Monsieur barbu fumant sa pipe, au regard attentif et assuré, si sage de discernement. Une œuvre proposée après avoir interrogé dès l'adolescence, imaginant la chose si philosophique : *comment se fait-il que ce qui se dit couramment être une horreur apparaisse autant nous intéresser en secret ?*

Par idéalisation/identification, suis-je allé au fil du temps m'allonger le demander. C'est cette affaire qui nous dépasse à notre insu, ces choix inconscients qui ne nous mènent pas tout à fait où nous croyons vouloir aller, vers ces curieuses pseudo

---

[4] Lacan J., (1957), « L'instance de la lettre dans l'inconscient ou la raison depuis Freud », *Écrits*, Paris, Seuil, Champ Freudien, 1966, p. 527.

déterminations, ces actes à répétitions qui se ressemblent, s'assemblent, se désassemblent puis nous perdent avant d'en assumer ce qu'il y a à en perdre. J'apprends que se cogner à l'analyse ne pourra être espérer simplement le devenir, mais soutient la préoccupation du devenir pour dévoiler le *désir d'y être*. Il y a plus de vingt ans, à la rencontre de l'Université, j'y avais entendu que le *transfert* peut s'apprendre par cœur. Certains l'enseignent, néanmoins je protestais en m'absentant. Les signifiants-maîtres s'enchaîneront, mais ne diront jamais comment s'y représenter : un signifiant représente le sujet pour un autre signifiant, qui ne le représente pas… Cela peut donner l'illusion que sous une nomination nous saurions quoi faire ou comment nous y afférer, mais il n'en est rien, cela reste du réel à débrouiller. En pratique, je commence comme « éducateur avant sélection » dit-on, puis « moniteur », pour enfin devenir « spécialisé ». Cette spécialisation, ou plutôt cette spécificité n'est pas celle de l'éducateur, mais celle du champ au sein duquel il exerce, ce n'est pas tout à fait la même chose. En ces temps, le glissement d'une institution accueillant la protection d'enfants se pensera trop souvent devoir redresser les symptômes des sujets que j'y rencontre.

J'espère ne pas l'avoir cru trop longtemps. Les circonstances de la vie professionnelle m'amènent vers une autre écoute du symptôme, notamment grâce à un métier qui n'existe plus, lieu où ces infirmières psychiatriques de l'hôpital public écoutaient les enfants et leur famille. Ce qui permettra d'en déficeler quelques petits contingents et *faire avec* les restes. J'essaie de déchiffrer. Entre déchiffrage et chiffonnages, le temps passe comme une ellipse. Je peux en témoigner, le passage de l'*établissement* à l'*institution* transforme. Ce sera par l'effet de la rencontre avec la folie. Entendons-nous, la folie c'est une manière de parler avec affection de ces sujets si inventifs et si fragiles. À l'hôpital, je rencontre cette folie et ces parlêtres étranges qui changent la vie. Lacan nous apprend que c'est un *autre tour de folie* davantage enseignant que la folie de tout le monde. Leur fragilité et leur certitude me touchent. Un monde différent s'ouvre, j'attrape autre chose, je m'attache à ces sujets et à leurs inventions. Un gain d'humilité. Fatalement, de perte en perte, le désir se cause jusqu'à de moins en moins y céder. Pas sans bouleversements et inquiétudes, je m'arrime à ce lieu, à plus d'un titre. Mais à quel titre ? L'université dit que vous l'avez. Il est dit que je l'ai...

Dit « thérapeute » au service du public, je tente d'engager à apposer un dit soin qui ne suffit pas toujours, et ne suffit toujours pas. Du point de vue enfermant d'un statut trop souvent sous-entendu à son collage identificatoire, la continuité du travail s'impose. Statut et désir sont face à face. Une autre rencontre issue de ses précédents ratages nécessaires me fait retenir une lecture, j'y attrape qu'on ne peut ni confondre ni recouvrir le désir d'être et le désir d'y être[5]. Par ce nouvel instant de vacillement, une suture se défait, ravive la coupure et fait rupture. Cette faille entrouverte dessine un désir qui ne raconte plus la même histoire et en passe d'un récit d'historisation à l'hystorisation. Ça parle ce discours hystérique, subversif, qui a inventé la méthode analytique : *tais-toi un peu et écoute-moi !* Analyste, cela n'a de statut que du désir, et ça fait récit. Façonné à ma main, je l'attrape, enfin je crois, et en tente un style singulier.

Un récit entre intime et extime[6] pose toujours la question : jusqu'où pouvons-nous en témoigner ? Cela ne peut dire le vrai sur le vrai, en sachant que les tentatives pour essayer de cerner la question, ajuster le propos et le dire « tout », restent

[5] Bataille L., (1987), *L'ombilic du rêve*, Paris, Seuil, Champ freudien.

[6] Ce que Lacan définit le 12 mars 1969 comme « ce qui nous est le plus prochain tout en étant extérieur » ; Lacan J., (1968-1969), *Le Séminaire, Livre XVI, D'un Autre à l'autre*, Paris, Seuil, Champ Freudien, 2006, p. 179.

et resterons vaines, mais la quête est une contingence nécessaire. La question éthique de notre position clinique reste : *comment y être ? Comment pouvons-nous nous y reconnaître ?*

Ça fonde et se refonde…

Qu'est-ce qui « fonde » le travail dit éducatif ? C'est tout d'abord son histoire. Questionner ces fondations met au travail, on peut d'ailleurs dire que « ça travaille », c'est un travail que nous pouvons interroger au titre de ce « désir d'y être ». C'est une manière de dire que nous sommes tous poussés vers une direction dont nous n'avons pas vraiment la lecture. Ce travail, encore faut-il toujours le mettre régulièrement en interrogation en supportant d'analyser ce qu'il entame en son cru propre. Il y a toujours une part d'*insu* qui n'est pas possible à déterminer, à lire en totalité, dont il est impossible d'en comprendre « tout » le sens. Le sens, c'est un peu ce qui nous perd, lorsque nous croyons l'attraper. C'est en partie avec cet impossible que nous cheminons, tout en soulignant l'importance de le penser : le transfert est un lieu d'élaboration permanente.

L'éducateur est toujours « en formation », toujours en mouvement. Ladite « éducation » suppose toujours d'être prise en compte dans le contexte sociétal où elle intervient, une condition que nous pouvons rapprocher de l'actualité d'une « culture » qui est en évolution constante. Nous sommes toujours traversés dans ce métier par la réalité de l'état d'une société. La modification des situations rencontrées ne peut se séparer du contexte institutionnel, et sans doute encore plus spécifiquement lors de ces vingt dernières années. Un « impossible » de plus en plus prégnant est à bousculer. C'est ce qui a été souligné par Freud en 1939 dans *Analyse finie et infinie* lorsqu'il partait du postulat des trois impossibles : « soigner, gouverner et éduquer ». Question vieille comme le monde : *éduquer, est-ce un métier impossible ?*

Quelques années plus tôt, à Vienne, August Aichhorn, pédagogue, psychanalyste et responsable d'un foyer éducatif, accompagnait les jeunes dits « délinquants ». Il amena une nouvelle réflexion : penser ces jeunes sujets comme des personnes « carencées » aidant à concevoir le comportement comme une manifestation symptomatique, d'où l'évocation d'un débordement en lien avec leur propre souffrance.

Un témoignage qui ouvre à une autre considération du symptôme et parle d'autre chose que d'un « trouble ». Nous sommes tous si troublés, et ce n'est pas sans effets… Ce regard ouvre la possibilité d'engager un travail différent pour ledit éducateur.

À partir de cette hypothèse naît un nouveau regard sur la clinique éducative : prendre en considération la personne en tant que sujet avec son histoire singulière, mais aussi tout ce qu'il doit supporter de plus fort que lui qui s'appelle un « symptôme ». Il est ce qui est le plus nous-mêmes, il ouvre aux dires, mais toujours faut-il en offrir les moyens symboliques.

En cela, comme le démontre Jeanne Lafont, les pratiques sociales sont en dette de la psychanalyse[7], en dette d'une pensée reposant sur une réflexion humaniste. Pas un humanisme mou, mais celui qui est noué au lien social et au politique. Cette petite piqûre de désir contagieux propose une lente et douce expansion…

---

[7] Nouvelle édition : Jeanne Lafont, *Traité sur la parole dans les situations d'aide. Les pratiques sociales en dette de la psychanalyse*, Toulouse, Érès, 2019.

L'éducateur et sa théorie

À chaque rencontre, l'éducateur met sa théorie à l'épreuve de sa pratique. L'expérience lui fait vite comprendre que son savoir préalable d'étudiant et de professionnel ne le préservera pas du supportable et de l'insupportable de la « rencontre », en compagnie de ses ratages inévitables. Les effets conscients et inconscients de la manifestation de la souffrance des personnes qu'il accompagne au quotidien ne sont pas sans effets. L'éducateur est ainsi obligé d'interroger son désir d'aider les autres, de se méfier de « vouloir leur bien ». Il doit se rendre à l'évidence que chez tout sujet qu'il rencontre il y a un point de résistance à ses « ambitions d'éduquer ». Il y a toujours un os sur lequel il bute. Il est donc indispensable de mettre ce désir en question et au travail, que ce soit en formation ou sur le terrain. C'est ce qui engage son éthique dans la pratique. Le problème est que celui qu'il doit « éduquer », n'est jamais « conforme », il n'est jamais à la place où il voudrait le convoquer. Son « bien », le « bien » qui paraît parfois trop évident, n'est jamais ce que l'éducateur imagine pour lui[8], il passe toujours à côté.

Tout accompagnement dit éducatif doit intégrer l'impasse d'une vérité imaginée, au risque de se retrouver campé sur l'application glissante d'exigences opératoires par illusion de conformité de l'autre. Tout le travail est de cheminer pour accepter cette désillusion sans lâcher, sans céder sur ce qui nous permet « d'y être », encore. Se garder de comprendre, se présenter sans savoir pour apprendre de l'autre, c'est renoncer à le corriger et lui permettre de trouver ses solutions personnelles. Ne pas céder, donc ; nous aimons et nous appliquons à le dire ainsi : « Ne pas céder sur son désir ». Un désir travaillé, et à retravailler…

---

[8] « Lui » c'est qui ? Entendons l'équivoque…

Chez tout sujet, il y a quelque chose d'insaisissable et de non assimilable. L'authenticité et l'humilité nécessaires pour l'éthique du travail social commencent ici, en reconnaissant chez cet être, à côté, par le compagnonnage de l'accompagnement, cette personne auprès de qui nous apprenons, pour tenter d'y entendre les pistes qu'il propose lui-même, pour s'orienter et se laisser enseigner par la rencontre elle-même. Ce qui résiste chez tout sujet, c'est cette capacité à faire des choix, des choix conscients, mais aussi inconscients. Les mots nous emportent, et quand nous croyons les choisir, en réalité ils choisissent pour nous.

Pour nous, comme pour l'autre, il s'agit de s'assumer comme responsable de ces choix, devenir responsable de ce qui nous arrive et de ce qui nous échappe, tel est le problème que met à jour tout processus éducatif. Pour la psychanalyse, il n'est pas tant question de comprendre, mais d'un désir de savoir, savoir comment l'inconscient régit ses choix, régit nos choix. *In fine*, l'éducateur peut encore orienter son travail en référence à une clinique du sujet qui s'oppose à tout projet préétabli, et surtout à tout protocole, à toute grille, à toute évaluation à visée normative, à toute prédiction. La clinique du sujet, cela pourrait être la visée de la prise en considération et de l'écoute en présence de cet être singulier, au chevet de son discours, avec le respect de toutes ses particularités, étrangetés, et aspérités.

L'éducateur se doit de soutenir sa pratique en référence à une culture engendrée par l'histoire du métier et l'ajustement d'une mise au travail à réactualiser sans arrêt. Cette position lui permet de supporter ladite « fonction paternelle » – tant reprise dans le récit de la formation – quand la rencontre avec un enfant, un adolescent ou un adulte le convoque à une place nécessaire de « re-père ». Un travail d'autant plus difficile et délicat comme nous pouvons le retrouver dans ce qu'indiquent notamment Freud et Lacan, puisque la société interroge de manière vive la fonction du Père, et pas uniquement au sens de la loi symbolique. Cette question est de plus en plus actuelle et de plus en plus aiguë, notamment lorsqu'on analyse la place et la fonction du père dans la famille au sein de notre société et ce qu'elle symbolise en termes de loi métaphorique. « Un père » est un autre qui vient, avec son expérience de l'humain, avec ses doutes et ses manques, témoigner de sa propre expérience. Le père n'est pas là le père dans la réalité, il n'a pas de genre à proprement parler, c'est une fonction. Le rapport de frustration que cette fonction paternelle entretient avec le langage fait que cette figure ne peut se présenter comme sachant pour l'autre. L'éducateur, ce n'est pas celui qui sait, c'est celui qui aide « à sortir de », qui ouvre vers un extérieur, celui qui soutient le sujet dans sa quête de savoir pour le sortir de là où il est empêtré, c'est une proposition d'ouverture vers l'autre, vers d'autres, vers le monde. En cela l'éducateur vient jouer son rôle social. Éduquer, c'est toujours occuper une place de tiers dans le symbolique, sinon il cherche à dompter et devient « dresseur »…

Le transfert, un lieu de passage

Il y a le transfert dans le rapport à la rencontre subjective, mais aussi un transfert à la psychanalyse qui naît avec le temps. L'idée est que, tant que possible, ce transfert ne soit pas symptomatique, mais plutôt sinthomatique, pour le dire vite, cela propose qu'une forme de sublimation se noue à notre pratique, nous anime et nous déploie.

Le transfert est l'un des concepts fondamentaux de la psychanalyse et ne peut en ce sens laisser indifférent. Il a fait l'objet d'une évolution conceptuelle majeure par le retour à Freud de Lacan. L'origine du terme « transfert » permet de lire son sens fondamental, à savoir un passage. Un passage d'un lieu à l'autre. Freud parle du transfert en soulignant son caractère singulier et étonnant. En 1925, il évoque un phénomène qui décontenance : « ce sentiment est en effet, pour parler clair, de nature amoureuse, voilà ce qui est curieux[9] ». Il n'est pas dupe de ses effets de découverte d'une traduction possible du lieu de l'inconscient en ayant la présence d'esprit de ne pas mettre cet événement au compte de son « irrésistibilité personnelle[10] ».

Ce sentiment de « nature amoureuse » est un savoir qui est prêté à l'analyste en tant que figure exercée, « la condition même de la solution du problème »[11]. Cependant, il s'agit de ne pas répondre à la duperie de cet amour imaginaire qui reviendrait à imiter le prêtre invité au chevet d'un agent d'assurance mécréant où, à la sortie de leur entretien, « le mécréant n'est pas converti et le prêtre a contracté une assurance »[12]. Ce savoir, cet amour adressé, est un levier primordial, et même si illusoire, nécessaire. Si cette illusion n'est pas assumée ou utilisée sans être analysée, nous passons à côté. La structure du sujet est construite sur ses fêlures et fissures, comme Freud le souligne justement par la métaphore du cristal : « si nous jetons un cristal par terre, il se brise, mais pas n'importe comment, il se casse selon des directions de clivage en des morceaux dont la délimitation, bien qu'invisible, était cependant déterminée à l'avance par la structure du cristal. Des structures fêlées et fissurées de ce genre, c'est aussi ce que sont les malades mentaux. Et nous ne pouvons pas non plus leur refuser un peu de cette peur mêlée de respect que les

---

[9] Freud S., (1926), « Psychanalyse et médecine », *Ma vie et la psychanalyse*, Paris, Gallimard, Collection idées, 1972, p. 196.
[10] *Ibid.*, p. 43.
[11] Freud S., (1895), *Études sur l'hystérie*, Paris, PUF, 2002, p. 214.
[12] Freud S., (1915), « Observation sur l'amour de transfert », *La technique psychanalytique*, Paris, PUF, 1981, p. 123-124.

peuples anciens témoignent aux fous. Ils se sont détournés de la réalité extérieure, mais, précisément pour cela, ils en savent plus sur la réalité intérieure, psychique, et peuvent nous dévoiler bien des choses qui, autrement, nous restaient inaccessibles[13] ».

Ce qui s'appelle la structure psychique nous enseigne sur sa fragilité sans doute et sur la précision nécessaire d'une clinique qui peut tenir sur un fil, et ce, pour les fous comme pour les autres. L'expérience clinique démontre un attachement au clinicien, un transfert toujours singulier, mais propre à sa spécificité structurale qui sera toujours importante à « évaluer » avec sérieux et précaution.

La formation et la théorie

Dans l'histoire de sa formation et de son intervention, l'éducateur reste celui qui peut imaginer de ne pas savoir suffisamment écrire et étayer sa pratique pour l'élaborer. D'où sa difficulté encore actuelle à assumer, se représenter, faire savoir les fondements sous-tendus d'humanisme de sa formation et de son histoire, mais également l'enseignement et la richesse de l'analyse élaborée par la traversée des nombreuses rencontres et de ces effets. C'est une richesse clinique à tout point de vue, en lieu et place aussi de son expérience institutionnelle.

Tous les lieux où le travailleur social intervient lui rappellent toujours les fondations de sa formation, son propre rapport au lien social tissé dans le symbolique et la prise en considération du cas par cas. L'éducateur reste celui à qui nous

---

[13] Freud S., (1932), « La décomposition de la personnalité psychique », *Nouvelles conférences de psychanalyse*, Paris, Gallimard, Folio essais, 2013, p. 82-83.

trouvons à parler, à qui se raccrocher, s'identifier, parce que c'est toujours dans la rencontre et dans la relation à l'autre que nous nous construisons. Comme tout sujet, c'est par la parole, le regard, la présence de corps, les mots exprimés et entendus et quelques gestes simples, que la subjectivité et le désir peuvent émerger. La formation est un lieu primordial et nécessaire pour penser la pratique. Il s'agit de s'y laisser traverser et toujours réfléchir aux conséquences de cette pratique sur notre désir de nous y inscrire. Le terrain des pratiques sociales, médico-sociales, ou encore au sein du dit « sanitaire », c'est le lieu des relations humaines.

L'éducateur intervient en prenant en compte le sujet avec sa propre histoire, mais aussi dans le « tissu social ». Le désir d'exercer ce métier implique une position engagée dans la cité, dont la visée est, comme le souligne Joseph Rouzel : « la clinique du sujet pour la cause du sujet ». Ce qui nécessite, malgré ce que certains référentiels croient nous imposer ou nous faire espérer, « savoir ne pas savoir ». Pour exemple aussi probant que poétique, Walter Benjamin évoque le « caractère essentiel de l'inutile »[14]. Il parle du cheminement de l'enfant en recherche d'apprentissage qui tente d'attraper la lune comme une balle : « Le geste n'est pas vain malgré les apparences parce qu'il nourrit un élan de la main, du cœur et de l'esprit. Que serait un enfant parfaitement adapté à sa tâche ? Serait-il encore un enfant ? N'aurait-il pas perdu la naïve joie d'exister[15] ? ».

À quoi cela servirait d'imposer à un enfant une réponse à la question qu'il pose en témoignant sa propre recherche d'expérience ? Faut-il savoir et répondre en recouvrant et en barrant sa propre demande de création et d'invention ? Et puis qu'est-ce que ledit « inutile » à part une nécessité d'expérimen-

---

[14] Benjamin W., *Écrits français*, Paris, Gallimard, 1991, p. 149.
[15] Gori R., (2014), *La fabrique des imposteurs*, Paris, Babel, 2015, p. 289.

tation pour tout sujet ? Se représenter l'humain par des attentes de production n'est-ce pas en inadéquation avec nos dites « missions » ? Ce regard nous rappelle aussi ce que nous pouvons lire chez Michèle Benhaïm, qu'en tant que clinicien nous avons à soutenir que « coller une gommette de travers signe aujourd'hui le recours que détient l'enfant pour préserver sa subjectivité[16] ».

Un lieu de pratique par l'institution, ça s'invente

Entendons l'*institution* ici au sens classique, *instituo*, c'est-à-dire la disposition, l'arrangement, la méthode en tant que formation et instruction. L'institution, en tant que ce qui s'institue procède d'un rôle social et d'une responsabilité face aux enjeux du lien social. L'institution représente un dispositif étatique, encore plus précisément dans le cadre du service au public. Son rôle social est d'accueillir de manière inconditionnelle les sujets avec leur fragilité, leur détresse, leur singularité. L'institution se compose de liens qui créent un lieu avec ses possibles tissages.

Prendre en considération de manière singulière l'histoire d'un sujet propose par analogie de prendre la mesure de l'histoire d'une institution. C'est un aller-retour primordial entre prendre soin du sujet et prendre soin du lieu institutionnel qui l'accueille. En cela c'est un soin qui reste néanmoins difficile à définir. Prendre soin, c'est au départ « avoir le souci de », mais soigner, ce n'est pas forcément réparer. Le symptôme c'est précieux, il s'aménage, il ne se corrige pas, il ne se redresse pas. Ce qui soigne, c'est l'accompagnement, le compagnonnage, le cramponnage possible à un autre. Il faut toujours au moins un autre à cette

---

[16] Benhaïm M., *Les passions vides, Chutes et dérives adolescentes contemporaines,* Toulouse, Érès, 2016.

place pour permettre une rencontre qui pour certains sujets n'a jamais eu lieu…

Pour définir l'*institution*, il faudrait la distinguer d'entrée de jeu de l'*établissement* comme organisme à tendance normative et pris dans de nouvelles formes de logiques[17]. Le différencier donc des institutions qui, elles, peuvent surgir comme des créations instituant des échanges et s'écartant justement d'un contexte marchand. Les institutions sont tributaires des personnes qui les créent et ne peuvent vivre que dans une recréation perpétuelle qui suppose une analyse institutionnelle permanente. Les institutions peuvent ainsi s'entendre comme un agencement qui combine l'échange, la rencontre, la formation, et la transmission.

Les institutions sont autant d'assemblages d'étoffes et de liens qui créent un lieu à visée de tissage social, elles incarnent l'emplacement de ce qui se met en œuvre pour instituer un échange et y soutenir une loi démocratique. Démocratique en son sens le plus originel, c'est-à-dire une forme de prendre soin du lien social. Nous souhaitons le maintenir ainsi, les institutions soutiennent la mise en tension du politique et du désir inconscient, c'est-à-dire l'activité instituante désirante qui vient subvertir l'institué de façon continue dont le désir et ses effets sont à réinterroger sans cesse.

C'est une mise en tension constante entre ce qui s'élabore, ce qui existe, et ce qui peut en émerger. Si les institutions se laissent aspirer par la logique normative de l'établissement, elles perdent leur éthique originelle. L'institution est antinomique avec la recherche de rentabilité et de toute logique marchande. C'est ainsi tout l'intérêt pour l'institution de s'y opposer comme l'instance qui permet l'articulation dans le

[17] Collectif Les Furtifs, *Soigner. Manifeste pour une reconquête de l'hôpital public et du soin*, Paris, éditions C&F, 2021.

champ social d'un cadre symbolique offrant à tous les sujets de la cité la possibilité de prendre part à un pouvoir qui fonde et qui construit en étant toujours en mouvement. Faire lien entre le travail du social, le soin, l'institution, et la réalité de la rencontre avec la folie repose le cadre et l'histoire d'un lieu fondateur de l'articulation du lien social : le transfert.

Des espaces à maintenir pour le clinicien

En institution, le clinicien œuvre un peu partout, il fait des ponts de relations, il tient les liens. Cette présence demande un travail sur nos propres points d'angoisse, afin de rendre notre présence contenante, sécurisante. C'est cet « être-là » pour naviguer entre le formel et l'informel, pour permettre de délimiter et de repérer les espaces relationnels et tout ce qui peut s'y tisser. Toujours prendre au sérieux une parole, un geste, un sourire, c'est la « moindre des choses », comme nous l'a appris Jean Oury. Pour cela il suffit parfois de très peu, juste être là avec les autres. Il s'agit de « faire avec » la manière dont les autres ont leur propre façon de s'adresser à nous, de s'adresser aux autres, d'être au monde, et toujours au singulier.

La clinique, c'est un travail qui nécessite du sérieux, ce n'est pas une application, ce n'est pas une recommandation, c'est une élaboration d'un sérieux existentiel, c'est sérieux de prendre en considération un être affaibli par les mouvements psychiques qu'il traverse. Au sein de l'institution, il y a un travail constant à déployer sur l'« ambiance » et cette démarche n'est pas une évidence. Soulignons l'importance de liberté de circulation de la parole pour penser lesdits « usagers », afin de ne pas user les rapports de rencontres, mais user de la relation, les faire exister ainsi dans le tissage des liens dans l'équipe. Ce sont des détails qui n'en sont pas dans le fond, ils ne sont parfois pas flagrants, mais jouent un rôle énorme pour soigner la souffrance. C'est une hospitalité par la présence, par la parole et la proximité. Le collectif de professionnels fondé par ces préoccupations soutient l'atmosphère qui soigne les contours du lieu institutionnel, c'est une métaphore d'enveloppe psychique et d'enveloppe du lieu. Le quotidien c'est une somme d'actes inquantifiables de nuances, des détails qui ne sont jamais que des détails, des virgules, de la ponctuation recelant un sens et une portée essentiels s'ils sont relevés. On peut à partir de là repérer le spontané en tant que l'envers de ce qui est mesurable et calculable.

La vie quotidienne, ce n'est pas seulement le rythme organisationnel, les horaires, les rendez-vous, les activités, les accompagnements, l'ordinateur, les projets, les papiers… ; ce sont plutôt les subtilités qui s'y déroulent. La moindre des choses que nous puissions faire pour les gens dont nous nous occupons, c'est être témoin de leur vie quotidienne en soutenant le fil de ce qui se joue et se passe pour eux. Tisser ainsi de la parole au-delà des temps formalisés, de faire avec tous ces petits moments qui se manifestent ici et là ; ça compte. Ça compte, mais ça ne se compte pas parmi les cotations, les évaluations externes et les « recommandations de bonnes pratiques ».

La clinique institutionnelle, c'est aussi une autre façon d'attraper la question des fameux statuts, fonctions, et rôles. C'est se décaler de la tentation du collage et de l'identification au statut et à la fonction. Le rôle, c'est ce qui se déploie de notre spécificité du désir d'être là, ce n'est pas simplement la personnalisation d'une fonction. C'est toute l'humilité que nous devons adresser à ces sujets en souffrance, nous laisser enseigner de leur savoir sur eux. Notre travail c'est tenir compte du désir singulier de tout un chacun. Et le singulier, c'est absolument irréductible à tout autre chose, c'est là tout le travail de l'analyse, c'est ce qui est au plus proche du désir inconscient. C'est aussi prendre le temps d'analyser ce qui se joue pour nous dans le transfert avant de s'occuper d'interpréter. Tout ceci est une posture qui demande de l'attention, de l'écoute, et de nombreux petits gestes anodins. Dans le quotidien ce sont parfois de toutes petites choses qui ne se voient pas qui font la trouvaille clinique.

Toute cette démarche est toujours à contre-courant des demandes d'efficacités, il n'y a pas de chemin tout tracé, de programme préétabli, c'est par hasard que quelque chose va se dénicher, il faut du temps et du mouvement pour qu'il se passe quelque chose.

S'autoriser à regarder les failles essentielles au sujet fait partie de l'humilité nécessaire de l'éthique clinique[18].

Mais il ne suffit pas de le savoir, il y a aussi à s'engager pour refonder. Ce travail n'est possible que par le travail du désir, traversé et étayé par le transfert, en sachant que « le transfert relève, au-delà d'un acte thérapeutique, d'un véritable acte politique[19] ».

En institution, ce qui compte dans le rapport à l'autre, dans la rencontre, c'est un désir travaillé qui permet qu'il y ait du transfert.

L'interprétation du transfert est de l'ordre de la vérité du sujet, mais attention c'est une vérité qui ne s'attrape pas, mais qui guide, et dans un collectif, il y a toujours du transfert, mais pour qu'il puisse avoir lieu, il faut y être, du désir d'être là. C'est à partir de là qu'il y a à bâtir du collectif pour faire maintenir ce qui cause la clinique du sujet en institution. Pour cela, il faut que ça cause…

---

[18] Firpi S., (2020), « Quelle psychiatrie d'aujourd'hui ? », *V.S.T.*, n°149, Toulouse, Érès, 2021.

[19] Benhaïm M., *op. cit.*, p. 132.

Le soin, une fonction symbolique

Le lien et la différenciation entre le statut, le rôle, et la fonction de l'éducateur peuvent s'attraper par le croisement entre cadre éthique, histoire et engagement. L'éducateur possède un rôle social, celui de faire tiers, d'ouvrir au monde, et de poinçonner le sceau du lieu d'un désir possible, celui du sujet rencontré et accompagné, mais aussi celui du clinicien.

L'*educator*, comme sait nous le rappeler Joseph Rouzel, c'est celui qui accompagnait vers le *gymnasium* en son temps antique, le lieu d'apprentissage et du savoir, de la rencontre au-delà du lieu du foyer originel pour fonder les arrimages du lien social. C'est ce qu'on appelle la fonction symbolique paternelle. Il y a l'accompagnement, mais il y a aussi durant ce temps côte à côte l'usage du langage pour entendre de quoi son chemin parle et ce que le sujet en raconte lui-même. C'est donc aussi laisser la place que le nœud du symptôme se dévoile, se dise, se dialectise, s'élabore, se symbolise.

La modalité du transfert prend corps dans la possibilité de parler à ce « père » qui n'est pas forcément incarné par cet homme qu'on appelle « papa », mais par le truchement de sa personne. C'est là que l'éducateur, du creuset de sa propre éthique de pratique doit être vigilant de mettre en analyse les processus d'identification et de projection. Il y a une différenciation opérante qui est celle de prendre la mesure que l'éducateur risque parfois de se situer en miroir de celui qu'il accompagne. Il ne s'agit pas de livrer sa propre expérience intime pour s'imaginer faire savoir ce qui traverse le sujet, il ne s'agit pas d'approcher une pseudo ressemblance pour croire se comprendre : *vous voyez ce que je veux dire ? Eh bien à vrai dire, pas vraiment, dites toujours...* L'éducateur se situe à une place où il est tellement à proximité que des pièges quotidiens, des risques, des travers qui le dépassent entremêlés à d'autres tendances de ce type se présentent tous les jours. Mais l'éducateur a plutôt à supporter un processus d'identification auquel il est assujetti dans la relation transférentielle, levier fondamental parmi les outils qu'il a à analyser/déployer. Il est alors exposé quant à sa manière de se tenir et de tenir face aux évènements du monde. Alors, la tenue d'un certain discours s'imposera. Si l'éducateur entend le discours uniquement au niveau des rapports sociaux, uniquement au niveau de ce qui se joue dans la réalité, il tombe dans un leurre. Un leurre imaginaire lui aussi mal aventureux. C'est là l'importance que les temps d'entretiens, avec la mère, et/ou avec le père, les différents « référents » qui permettent la verbalisation, mais aussi avec toutes ces questions imaginaires et toute la reconstruction que cela implique, puissent être retravaillés en supervision. Ne nous y trompons pas, *superus*, propose de ne pas être soudé, coincé, et *visio* est une simple proposition d'une autre conception que ce qui nous immobilise.

Élaborer ainsi en collectif en sollicitant ce « plus-un » par la création d'un temps possible pour penser, entendre autre chose, appelle un rôle de soutien et de portage pour acter des pas de côtés. Il y a toujours une reconstruction quand on parle, il s'agit toujours de quelques mots qui tentent de se rapprocher le plus possible de ce que l'on veut dire sans véritablement y parvenir. Il s'agit d'un tel père pour l'enfant, d'une telle mère qu'un des autres enfants de la fratrie pourrait parler/inventer de manière tout à fait différente.

À chacun son histoire, à chacun son invention, ses moyens pour la concevoir et tenter de se la raconter. Autant de précautions, de présence, de savoir-faire, d'humilité, de persévérance, pour faire preuve de patience, d'attention, d'écoute, et d'un prendre soin dans l'intérêt de ne pas participer à ce qui cause le symptôme des sujets que l'on rencontre au risque de le renforcer. La question n'est pas tant la cause, mais plutôt ce que ça fait causer.

Afin de mettre en exergue ces propos, donnons la parole à une adolescente de 16 ans que j'ai rencontrée durant quelques entretiens, il y a maintenant quelques années au sein d'un dispositif type Centre médico-psychologique (CMP). Elle présente à son arrivée plusieurs points préoccupants pour elle, sa famille, et les différentes structures qu'elle fréquente. Nous ne pouvons en préciser les détails ici. Elle parvient, non sans mal, à se plaindre d'une relation distendue avec son père qu'elle ne voit plus et qu'elle n'arrive plus à appeler « papa ». Lors de conflits avec sa mère, pris dans une dualité et une coexistence insupportable, différents moments de violences émergent jusqu'à des attaques de corps sur elle et sur d'autres. Nous entendrons cela comme une tentative de sortir d'un collage aliénant et insupportable. Ces évènements feront dire à sa mère : *J'ai l'impression qu'elle est possédée.* Se montre-t-elle dépossédée de/par sa mère ? C'est tout ce que la jeune fille tentera de déplier. Elle ne voit plus son père depuis des mois, lequel laisse, sans pouvoir faire autrement, sa fille et son ex-femme dans une situation insoutenable. Il pourra plus tard venir témoigner de ses propres difficultés, mais uniquement après que l'adolescente acte ce manque par un acte manqué aussi réussi qu'évocateur : Avant son rendez-vous à la consultation, la jeune fille lui envoie un SMS « par erreur », en sollicitant une question, plutôt délicate, et quelque peu « hors cadre » qui ne lui était pas adressé, en tout cas consciemment… Il ne fallait donc surtout pas qu'il rappelle…, ce qu'il ne manque pas de faire… Durant l'entretien, elle me prend à témoin :

– *Quoi ?! Je peux pas te parler là, je suis à un rendez-vous.*

– *Ah oui ? Quel rendez-vous ?*

– *Vas-y, c'est bon, avec mon éducateur.*

– *Un éducateur ?*

– *Oui tu vois, j'ai un éducateur.*

– *Ah, oui ! Tu as bien besoin d'être éduquée toi !*

– *Papa, c'est pas ça un éducateur.*

Le père apparaît dans cette rencontre au lieu où l'adolescente aura su placer un tiers, là où elle a été attendue, et espérons-le entendue. Un lieu qui n'est pas uniquement représentable par l'« éducateur », qui n'est pas exclusivement ce qu'elle y projette, mais aussi un lieu où elle symbolise l'actualité de sa question.

En me situant en complice/soutient/témoin, en tant qu'espace et lieu suffisamment contenants, elle prend la balle au bond pour décider de lui répondre et le nommer, elle a fait le choix de cette petite trouvaille. Une trouvaille dont je ne saurais jamais ce qu'elle a vraiment pu en faire parce qu'elle est partie avec. À vrai dire c'est aussi un peu mon cas.

En guise de conclusion

Lors de mes différentes interventions auprès des travailleurs sociaux en formation, on me rétorque assez régulièrement : *mais ça, c'est le boulot du psy, non ?* Souvent je m'efforce de déplier, argumenter, raconter des exemples, et en conséquence, peut-être malheureusement, de répondre. Je crois que dorénavant, je dirais : *c'est à vous de voir.*

Ce qui est d'autant plus intéressant est que cette même patiente, dans quelques séances préalables, avait demandé après moi au secrétariat de l'unité de soin en demandant à voir son « psychologue ». Un curieux réflexe de manque d'humilité m'avait fait lui dire : *je ne suis pas psychologue, mais éducateur.* Elle m'avait répondu bien plus sage : *qu'est-ce que ça peut faire puisque vous m'écoutez ?* Les patients nous enseignent, les plus subversifs, ce sont eux…

Elle avait déjà su faire quelque chose de l'engagement réciproque d'un rôle qui prévaut à la fonction, pour elle comme pour moi. Elle m'a éduqué d'un principe fondamental, à savoir que le transfert, ça n'a pas de statut.

Références bibliographiques

Askofare S., « Lien(s) et destins des liens dans notre monde contemporain », Tarbes, Colloque de l'ALEPH, 2015.

Association L'@psychanalyse, *Une praxis de la psychanalyse*, collection Psychanalyse et lien social, Paris, L'Harmattan, 2022.

Bataille L., *L'ombilic du rêve*, Paris, Seuil, Champ freudien, Paris, 1987.

Batifoulier F., *Refonder les internats spécialisés*, Paris, Dunod, Paris, 2008.

Benhaïm M., *Les passions vides, Chutes et dérives adolescentes contemporaines*, Toulouse, Érès, 2016.

Benjamin W., *Écrits français*, Bibliothèque des idées, Paris, Gallimard, 1991.

Collectif Les Furtifs, *Soigner. Manifeste pour une reconquête de l'hôpital public et du soin*, Paris, éditions C&F, 2021.

Firpi S., (2020), « Quelle psychiatrie d'aujourd'hui ? », *Vie Sociale et Traitement*, n° 149, Toulouse, Érès, 2021.

Freud S., (1895), *Études sur l'hystérie*, Paris, PUF, Bibliothèque de psychanalyse, 2002.

Freud S., (1915), « Observation sur l'amour de transfert », *La technique psychanalytique*, Paris, PUF, Bibliothèque de psychanalyse, 1981.

Freud S., (1926), « Psychanalyse et médecine », *Ma vie et la psychanalyse*, Paris, Gallimard, Collection idées, 1972.

Freud S., (1932), « La décomposition de la personnalité psychique », *Nouvelles conférences de psychanalyse*, Paris, Gallimard, Folio essais, 2013.

Granon Lafont J., *Les pratiques sociales en dette de la psychanalyse ?*, Point hors ligne, Toulouse, Érès, 1994.

Gori R., (2014), *La fabrique des imposteurs*, Paris, Babel, 2015.

Lacan J., (1957), « L'instance de la lettre dans l'inconscient ou la raison depuis Freud », *Écrits*, Paris, Seuil, Champ Freudien, 1966.

Lacan J., (1967), « Proposition du 9 octobre 1967 sur le psychanalyste de l'école », *Autre écrits*, Paris, Seuil, Champ Freudien, 2001.

Lacan J., (1968-1969*), Le Séminaire, Livre XVI, D'un Autre à l'autre*, Paris, Seuil, Champ Freudien, 2006.

Lacan J., (1969-1970), *Le Séminaire, Livre XVII, L'envers de la psychanalyse*, Paris, Seuil, Champ Freudien, 1991.

Oury J., Fauferas P., *Préalables à toute clinique des psychoses*, Des travaux et des jours, Toulouse, Érès, 2012.

Rouzel J. *Le travail de l'éducateur spécialisé. Éthique et pratique*, Paris, Dunod, 2005.

Tomi M., Horde T., Tanet C., Rey A., « *Dictionnaire historique de la langue française* », Paris, 1999.

Maniement du transfert et inclusion

Alain Bozza[1]

Transfert et inclusion

J'aborde le thème de cet ouvrage, sur le « maniement du transfert dans le travail social » à partir de mon expérience avec l'ancien CHRS H. Wallon (1978-2003) dont j'ai écrit l'histoire de la *praxis* dans un ouvrage en deux volumes[2]. J'ai écrit cet ouvrage dans l'actualité, entre autres, des politiques du social et du médico-social et de la pratique des établissements, dont le signifiant maître est l'inclusion. Selon un des postulats de l'ancien CHRS, il n'y a d'insertion dans le lien à l'autre qu'à la condition que s'opère une double modification réciproque, tant du côté du stagiaire que de celui de son ou de ses partenaires. C'est du réel de la rencontre, en présence de l'un et de l'autre, par les effets subjectifs produits, qu'un lien peut ou pas se nouer et faire ou pas point d'insertion. Mais le nouage d'un point d'insertion nécessite la présence d'un troisième terme, celle de la présence confiante et en corps d'un accompagnant, qui constitue le point d'appui de chacun des

[1] Alain Bozza est psychologue clinicien, cofondateur du CHRS H. Wallon. Il a été formateur à l'IRTS de Montpellier pendant près de 40 ans ainsi que formateur et superviseur à Psychasoc depuis sa création (2002).

[2] Bozza A., 2022, *Clinique du sujet de la citoyenneté dans les psychoses. 25 ans d'expérience au CHRS Henri Wallon* ; *Institution et accompagnement psychosociale dans la clinique des psychoses. 25 ans d'expérience au CHRS Henri Wallon*, Paris, L'Harmattan, avec une préface d'Augustin Ménard.

partenaires engagés dans le travail du traitement du réel par le symbolique. Ces modifications des subjectivités respectives qui président à l'invention d'un lien social inédit, le signifiant insertion[3] les porte dans ses significations étymologiques. Aujourd'hui, ce travail de nouage d'un lien porte le nom d'inclusion.

Le travail de double modification repose sur la *praxis* de l'équipe, car elle implique que soit reconnue la fonction de la parole, soit la position de sujet de chacun des interlocuteurs, ainsi que, en conséquence, celle du transfert qui président toutes deux à ces changements. C'est sous le transfert analysé par l'équipe, que la tentative de l'un, le sujet accompagné souffrant de psychose, en tant qu'unique pris dans sa singularité, l'un tout seul, de rencontrer son ou ses partenaires, peut se traduire dans un nouage inédit du lien social. C'est sous transfert que dans le présent, en présence ici et maintenant des corps par les effets subjectifs produits, tant chez l'un que chez l'autre, que le travail de remaniements des subjectivés peut véritablement s'engager ou pas. Aussi, au fil des crises de la demande du stagiaire et de ses tentatives de s'insérer dans le lien social, au fil des impasses du lien social, au fil des crises du lien d'accompagnement, la question de l'altérité deviendra centrale.

Dans le travail d'analyse du transfert, un déplacement insensible s'opère pour chacun des accompagnants de l'autre, son alter ego, la personne, au grand Autre introduit par J. Lacan. L'Autre en tant qu'il est au de-là de la parole de

---

[3] Insérer, du latin, *inserere*, introduire, intercaler, greffer. S*erere*, *sertus*, signifie aussi, attaché à la file, enfilade, enfilade de mots d'où discours. Et *desererer*, se détacher, déserter, abandonner une personne ou un endroit au XVIIe siècle Le substantif, *insertio*, signifie, greffe. *Dictionnaire étymologique du français*, Le Robert, 1988. La greffe, métaphorisait le point d'insertion dans le courant de l'antipsychiatrie anglaise.

l'autre, centre de gravité du sujet parlant, lieu du « trésor des signifiants », selon l'expression de Lacan, lieu de l'altérité primitive.

Avec la création de l'ancien CHRS et l'ouverture de ses appartements (1978) disséminés dans la ville de Montpellier, une question majeure se pose. Est-il possible qu'une personne « malade mentale » puisse vivre dans un appartement en ville ? Est-il possible qu'elle puisse faire des courses alimentaires dans le magasin du quartier ? Est-il possible qu'elle puisse travailler dans le milieu ordinaire ? Questions d'autant plus cruciales que le stagiaire n'est pas guéri. Son état est alors qualifié de « stable », mais bien des symptômes de sa « maladie » se manifestent pour la plupart encore bruyamment.

Avec l'ouverture des murs de l'hôpital psychiatrique, la rencontre entre « l'homme de raison » et « l'homme de folie », selon l'expression de M. Foucault[4], redevient dans l'histoire de la folie à nouveau possible après deux siècles de « grand renfermement ».

Dans le champ politique, voilà que lors des journées de mai 68 surgit un nouveau slogan, « le droit à la différence ». Cette revendication est portée par des citoyens qui, du fait de leur « différence », les homosexuels, les femmes, les malades mentaux et tout déviant, sont exclus de la vie sociale et politique. Cette revendication exprime un désir d'être reconnu par l'Autre du social, l'Autre du politique, afin d'avoir droit de cité et d'exercer les droits qui sont conférés à chacun par la citoyenneté et ainsi s'émanciper, répondant à la promesse de notre régime politique.

Ce désir que la différence soit reconnue s'inscrit dans une longue histoire politique depuis la révolution de 1789 avec la

---

[4] Foucault M., *Histoire de la folie à l'âge classique. Folie et déraison*, Paris, Plon, 1961.

« Déclaration des droits de l'homme et du citoyen ». Ce désir de reconnaissance de la différence a été traduit dans plusieurs lois qui ont été promulguées depuis 1968 et notamment la loi de 2002-2[5], qui « rénove l'action sociale et médico-sociale ». Cette dernière loi, en instituant l'exercice des droits de la citoyenneté dans les établissements de notre secteur social et médico-social, introduit la démocratie[6] en leur sein. Démocratie dont le cœur est la démocratie parlante. Dès lors, sous l'égide des signifiants-maîtres, liberté, égalité, fraternité, la question de l'insertion et aujourd'hui celle de l'inclusion est devenue centrale dans les politiques sociales et dans la praxis des institutions.

Le CHRS Henri Wallon

Ainsi, avec l'ouverture des murs de l'hôpital psychiatrique, « l'homme de folie » et « l'homme de raison » peuvent à nouveau se rencontrer dans la cité. Aussi, l'ancien CHRS se propose-t-il de s'interposer entre les deux avec la question majeure que pose Foucault : une rencontre entre les deux est-elle possible ? Un dialogue entre l'un et l'autre est-il possible ?

Dans leur projet socio-politique et thérapeutique, l'équipe de l'ancien CHRS se réfère à H. Wallon et S. Freud, deux psychologies non solipsistes, et crée une institution qui subvertit l'institution traditionnelle, puisqu'en étant immergée dans différents lieux de la cité, elle ne se présente donc plus

---

[5] Ainsi que celle du 11 février 2005 « Pour l'égalité des droits et des chances, la participation et la citoyenneté des personnes handicapées » Le signifiant intégration est remplacé par celui d'inclusion. Déjà un décret du 2 avril 2004 avait remplacé les signifiants « prise en charge » par « accueil et accompagnement ».

[6] Rousseau D., 2022, *Six thèses pour la démocratie continue*. La démocratie avec cette loi pénètre dans les institutions de notre secteur c'est le sens de la « démocratie continue ».

comme une protection contre la folie ; aussi la question de l'altérité et celle de l'altérité radicale que constitue alors « l'homme de folie » pour « l'homme de raison » est au centre de sa pensée politique et de sa praxis institutionnelle.

Question d'autant plus décisive que l'institution, en s'immergeant dans la vie de la cité, se propose de se tenir précisément entre l'un et l'autre, dans l'écart ouvert, dans un temps suspendu, afin d'assurer une double fonction, celle de permettre à chacun des stagiaires, d'une part de transiter, pas à pas, de sa longue carrière de « malade mental » exclu jusqu'à alors de toute vie sociale à la vie dans la cité et, d'autre part, de tenter des expériences parmi ses concitoyens afin de trouver un nouveau chemin dans son existence parmi les autres, tout en étant entouré par une équipe d'accompagnant-e-s.

C'est dans cette position d'interposition que l'équipe s'engage dans ce qui était un pari et un défi, en créant les conditions d'un travail de modification des subjectivités respectives qui président à la création d'un lien social inédit. Deux postulats seront la cheville ouvrière de ce travail.

Le premier concerne la position de sujet du stagiaire. Par décision éthique et en référence à la clinique du sujet, au sens de la psychanalyse, est posé que la demande que nous adresse le stagiaire est bien une demande. Cela signifie que sa parole est prise au mot. La différence prend le pas sur la maladie, sur le déficit. La « maladie » n'est pas considérée comme anomalie, comme un dysfonctionnement. Aussi, avec son immersion dans la vie quotidienne de l'appartement dans lequel il vit avec ses cohabitants et entouré de permanents, son implication subjective, sa position de sujet dans l'interlocution sont posées comme impératives, sans être obligatoires. Ainsi, pour être admis, il doit lui-même adresser une demande.

Par conséquent, son consentement et son engagement sont requis, aussi une place d'interlocuteur sera instituée par le biais d'un contrat passé entre chacun des stagiaires et l'équipe. Chacun devient l'interlocuteur de l'autre. En se posant ainsi en tant que destinataire de la demande, chaque membre de l'équipe partenaire du stagiaire dans l'institution est mis en demeure de lui répondre. En s'instituant en tant qu'accusée de réception d'une demande de « vivre comme tout le monde, de s'en sortir de la psychiatrie… », l'équipe fait du rituel de la signature du contrat un acte de langage. Elle institue le pacte symbolique, nouant ainsi leurs destins respectifs.

L'implication subjective du stagiaire recherchée par l'équipe est donc une implication corps présent. Quelle est la réponse réellement attendue par le stagiaire ? Telle est la question qui se posera dès les premières crises de la demande, dès les premières impasses dialogiques qui ouvriront sur une question majeure ; qu'en est-il de son implication subjective ?

Question d'autant plus redoutable que l'équipe se trouve devant un obstacle de taille, celle de la modalité de défense psychique du sujet dans les psychoses, d'abord appelé déni, puis « abolition, rejet » avec Freud[7] et « forclusion du Nom-du-Père » avec Lacan[8]. La question de l'implication subjective deviendra centrale au fil des crises et conduira l'équipe à opérer un renversement dans la question de la demande et du désir, puis, dans un deuxième pas, quelques années plus tard, devant le constat de l'existence d'un dialogue de sourds entre le stagiaire et l'équipe, l'attention se portera sur la langue dans laquelle on s'adresse au stagiaire et sur sa langue propre, « lalangue », selon l'expression de Lacan.

Est-il possible que le sujet dans les psychoses reconnaisse lui-même sa part d'implication subjective dans les activités dans lesquelles il s'engage et qui produisent des effets ouvrant

---

[7] Freud S., *Névrose, psychoses et perversion,* Paris, PUF, 1990.

[8] Lacan J., *Les psychoses, séminaire III,* Paris, Seuil, 1981.

des crises, des impasses, des ratages ? Est-il possible qu'il se demande[9] s'il n'y est pas pour quelque chose dans ce qui lui arrive ? Devant cette question, qui est au cœur de la clinique du sujet dans les psychoses, l'équipe prend la position de ne pas faire de forçage et de prendre le social, dans son rapport à la clinique du sujet, comme prétexte (pré-texte), comme médiation. Dans le remaniement de la *praxis*, la perspective psychogénétique ou psychosexuelle est abandonnée au profit d'une perspective structurale (loi du symbolique), plus à même de créer les conditions de construction d'une position de sujet dans la clinique des psychoses.

Ainsi, dans le déplacement du petit autre au grand Autre, l'équipe crée les conditions d'une remise en selle du sujet dans les psychoses en adoptant la position de se tenir dans l'ouvert afin qu'émerge du sujet, afin qu'un dire fasse acte de fondation du sujet et par là même que s'énonce une demande qui lui soit propre. L'équipe se propose donc d'accompagner le stagiaire d'une position d'a-sujet, assujetti à la demande de l'Autre, à une position de sujet.

Dans cette perspective, l'attention de plus en plus vive donnée aux énoncés, aux signifiants, à l'énonciation subjective de chacun, à la manière de chacun d'occuper ou pas cette place symbolique, aux impasses dialogiques, l'assertion de Lacan, selon laquelle « le sujet dans les psychoses a déraillé du symbolique »[10], il y est inscrit, mais « de traviole » rajoute-t-il, trouve alors un vif écho.

Du côté de « l'homme de raison », de l'Autre du social, la proximité avec « l'homme de folie » réveille, réactive un senti-

[9] Se demander si, forme pronominale du verbe demander, du latin *manus*, qui signifie, mettre entre les mains de l'autre, confier quelque chose à quelqu'un, d'où la confiance qu'implique de s'adresser à un autre, qui est un grand Autre en conséquence.
[10] Lacan J., *Les psychoses, op. cit.*

ment d'inquiétante étrangeté, « une variété, dit Freud, de l'effrayant qui remonte depuis longtemps au connu, depuis longtemps familier »[11]. Une angoisse saisit son interlocuteur jusque dans son corps. Une altérité primitive est incluse dans l'être humain, refoulé dans l'inconscient rompant la dichotomie « homme de raison », « homme de folie ».

Aussi l'équipe se propose, sous un lien confiant[12] avec le ou les partenaires du stagiaire dans le champ du social, d'être le point d'appui d'un travail de modification des représentations *a priori*, qui consiste en un travail de subjectivation des effets angoissants que cette proximité suscite pour chacun. Sans cette présence, en corps, confiante et rassurante, aucun point d'insertion dans des activités et surtout dans celle du travail, n'aurait pu se nouer entre le stagiaire et son ou ses partenaires. Malgré cette présence, l'équipe ne pourra pas toujours éviter au stagiaire le destin du bouc émissaire.

Mais la question de « l'inquiétante étrangeté », l'angoisse qui surgit chez « l'homme de raison » en présence d'un « homme de folie », surgit en tout premier lieu chez chacun des membres de l'équipe, chez l'Autre institutionnel, avec la question cruciale : comment accueillir la folie de chacun ? Comment se tenir dans la proximité voire l'intimité avec chacun des stagiaires ? Comment lui éviter le destin du bouc émissaire, l'exclusion institutionnelle, tant la proximité est grande, tant l'être au monde du stagiaire avec ses symptômes déroutants tout à la fois fascinent et insupportent ?

---

[11] Freud S., *L'inquiétante étrangeté et autres essais*, Paris, Gallimard, 1985.

[12] Avec les partenaires du stagiaire dans l'activité, c'est le signifiant confiance qui est utilisé. La confiance, du latin *cum*, avec, et *fides*, la foi. Avoir foi en la parole de l'autre dans l'antiquité romaine, avant que la chrétienté lui donne un sens religieux, sens sur lequel nous reviendrons à son étymologie latine.

Par conséquent, dans le transfert d'amour dont le stagiaire se soutient entièrement, la haine peut se délier et rompre le lien d'accompagnement à tout moment ; aussi l'instance d'analyse psychanalytique ne cessera d'assurer sa fonction afin que l'insupportable devienne supportable.

Insertion

Le signifiant insertion porte dans ses significations étymologiques l'idée de l'existence d'une irréductibilité de la différence, d'une réduction de l'imaginaire afin que se creuse une place symbolique, celle de la singularité de l'Autre, que Lacan inscrit au registre de l'*un-tout-seul.* Pas tout est inséré, une part échappe. Toute la pulsion, dit Freud, n'est pas éducable. Situant cet impossible[13], un vivre ensemble devient possible. C'est depuis ce pas-tout, qui comporte donc un trou, qu'un lien peut s'inventer dans la contingence d'une rencontre.

Le signifiant intégrer, qui signifie de son étymologie latine, *integrare,* rendre complet, achever, et ses dérivés, normaliser, assimiler, annule la question de la différence. L'Autre du social attend que l'autre, le différent, l'exclu, etc., se conforme à la norme édictée afin de s'y adapter. Il est dans ce processus en position d'a-sujet. Quant au signifiant inclusion, signifiant-maître aujourd'hui des politiques du social et du médico-social, ainsi que des *praxis* des institutions, inclut-il ce point d'irréductibilité qui échappe à toute rationalisation ? Étymologiquement, le signifiant inclusion et son antonyme exclusion ont la même racine latine, *claudere*, qui signifie enfermer ; elle donne des mots comme ceux de, réclusion, forclusion, occlusion, mais aussi éclosion. Dans les discours

[13] Rouzel J. (dir.), *Sigmund Freud. Trois métiers impossibles,* Paris L'Harmattan, 2022.

ordinaires et dans celui du maître qui gouverne ces politiques, c'est la logique inclusion-exclusion, dedans-dehors, qui ordonne la pensée et les pratiques. Une conception binaire du lien social qui sied aux idéologies de la clôture, de la ségrégation ainsi qu'aux logiques de la quantification et de la rationalité technique.

Discours sous l'empire du registre de l'imaginaire et de l'idéologie de l'adaptation de l'individu autonome, auto-entrepreneur. Règne du moi plein, réduisant le manque à ce qu'un besoin, biologique, comble. Ignorant le manque à être, lieu du désir qui est le ressort du « parlêtre », de la création et du lien social. L'idéologie néolibérale n'a que faire du *je*, vecteur de la singularité. Mais le moi plein vient buter sur le mur du langage et donc ça crise, ça rate ; le réel surgit comme impossible. Aussi ce discours néolibéral se drape de la seule dimension de l'exercice du droit social, mais dans une conception libérale et dans une visée compensatoire, adaptative, à l'opposé de celle de l'émancipation.

Depuis les journées de mai 68, le désir que soit exercé le droit à la différence n'a cessé d'être revendiqué par des citoyens, y compris par les professionnels de nos secteurs, afin que les citoyens jusque-là exclus puissent s'engager dans le processus de leur émancipation personnelle et sociale. Aussi les gouvernants, les parlementaires l'ont traduite dans des lois afin que ce droit puisse être exercé par chacun. En ce sens, nous pouvons constater qu'il y a eu des avancées dans la reconnaissance de la différence. Mais son sens politique est réduit au seul exercice d'un droit social, selon lequel le citoyen n'est qu'un bénéficiaire, un usager des services, empreint d'une psychologie compassionnelle, mis au service de la rationalité technique comme le précise R. Gori[14]. La promesse

[14] Gori R., *Faut-il renoncer à la liberté pour être heureux ?*, Arles, Les liens qui libèrent, 2013.

d'émancipation du sujet de la citoyenneté de notre régime politique, en tant qu'il est sujet du langage et de la parole, est oubliée.

Dans l'histoire récente des pratiques psychiatriques et éducatives dans les secteurs du social et du médico-social, avec la fin de l'idéologie de l'enfermement, le signifiant liberté supplante celui d'exclusion ; celui d'égalité pose, en regard du droit, l'exercice du droit à la différence, et celui de fraternité concentre la question centrale qui est celle de l'altérité du sujet, de la singularité.

Fraternité

Le signifiant fraternité est « fondé, dit A. Menard, sur la nécessité pour la société, pour sa cohésion, de lutter (dans la perspective de Freud) contre l'agressivité primordiale liée à la pulsion de mort »[15]. Dans *Malaise dans la civilisation*, Freud[16] nous rappelle que le transfert est au fondement du lien à l'autre-à l'Autre-dans la vie en société et que la haine est l'envers de l'amour.

C'est sur ce fondement transférentiel inconscient, là où s'analyse la question de l'altérité primitive, que le point d'insertion entre les deux se situe, dans ce qui passe ou ne passe pas sur l'Autre scène et que se noue ou pas le lien à l'autre. Ce point d'insertion, ce point d'entre deux qui localise le vide médian, le réel de la rencontre, nous le retrouvons dans le signifiant insertion, mais aussi dans le signifiant inclusion. Dans la famille *claudere*, le mot qui en dérive, *clore*, donne des mots comme enclore, forclore, mais aussi donc éclore.

---

[15] Menard A., *Fraternité*, conférence donnée le 7 novembre 2015 à Sète. Inédit.
[16] Freud S., *Le malaise dans la culture*, Paris, PUF, 1995.

Dans les pratiques d'inclusion, la recherche des conditions permettant une remise en selle du sujet, pour faire advenir le sujet, peut se formuler, selon la thèse de Gilles Mouillac[17], de la manière suivante : comment « produire une éclosion subjective » ? Comment « produire l'éclosion d'un dire », un dire qui est « l'acte de fondation du sujet » ? Cette perspective subjective subvertit la logique binaire et la logique des ensembles.

Deux trajets d'insertion institués

Ainsi, la *praxis* institutionnelle de l'ancien CHRS propose-t-elle à chaque stagiaire, dans un temps premier temps où tout est à découvrir de cette rencontre inédite dans l'histoire de la folie et dans ce contexte politique, de suivre deux trajets qui constitue le dispositif (du latin *dispositus*, qui prépare à...) d'entrée dans la réalité de la vie sociale, et dans celle du travail.

Dans le trajet ou cursus qui porte sur le signifiant social, chaque stagiaire admis entre sur un premier type d'appartement (Unité 1) – dont la permanence, constituée de « chargés d'action socioéducative », est continue – est invité à *vivre avec* ses cohabitants et à s'impliquer dans les tâches de la vie quotidienne (pas d'agent de service), puis à passer au bout d'environ une année sur un autre type d'appartement (Unité 2), dont la permanence est discontinue (présence-absence instituée). Le stagiaire peut sortir du dispositif si son « projet de sortie » son ou « projet de vie » le lui permettent. Il peut sinon passer sur un troisième type d'appartement pour l'affiner. Dans ce troisième type d'appartement, appelé « unité 2 transitionnelle », la permanence est intermittente. Le stagiaire tente l'expérience d'un projet de vie qui s'impose à lui et à l'équipe,

[17] Mouillac G., « L'expérience du Nom Lieu. De l'inclusion à l'é-closion d'un dire », *Mental*, n° 45, 2022, p. 25-31.

soit celui d'une vie en appartement indépendant avec suivi ou pas d'une autre équipe, donc après sa sortie[18].

Dans le trajet ou cursus qui porte sur le signifiant travail, le souci majeur est de prendre le temps afin que le stagiaire se prépare à entrer dans le monde ordinaire du travail (pas d'atelier dans le CHRS). Il n'y a pas d'obligation de travailler. Pour beaucoup de stagiaires – ainsi que dans le discours d'alors de l'Autre du social –, l'énonciation de la demande se fait bien souvent commande adressée à l'équipe.

Suspendre le temps de l'urgence afin que chaque stagiaire prenne appui sur le transfert avec les permanents, avec l'équipe et le psychologue, appelé psychosociologue[19], son référent sur le signifiant travail. Prendre le temps ou pas ! Car en effet, un certain nombre de stagiaires décident peu de temps après leur arrivée de retourner à l'hôpital ou dans la famille. Longtemps, pour ces derniers, il n'y aura pas d'autres alternatives.

Dans les entretiens avec le psychologue, c'est le transfert d'amour qui tisse la consistance d'un lien sur lequel le stagiaire peut prendre appui avant de se lancer dans la redoutable aventure que constitue l'entrée dans le monde du travail[20]. Ainsi, peu à peu, une demande de travailler peut s'esquisser voire s'affirmer ou pas... Une idée de métier peut se préciser ou pas. Tenter une expérience par le biais d'un stage à temps partiel et non rémunéré, assuré du soutien et de la présence

[18] Lire dans le deuxième tome de mon ouvrage *Institution et accompagnement psychosocial* ; la situation d'accompagnement de Grégoire, p. 132-155.

[19] Le terme *socio*, dans les deux nominations, « chargé d'action socio-éducative » et « psychosociologue », inscrivent la référence à une psychologie non solipsiste.

[20] Nous avons dans les bilans chiffrés à 6 mois la moyenne de présence avant que le stagiaire parvienne à faire ses premiers pas en entrant dans des lieux de travail.

d'un accompagnant jusque dans le lieu d'exercice est alors possible. Par conséquent, dans la référence freudienne, la demande de travail sera entendue comme une mise en jeu des pulsions, au sens donc de ce qui travaille le sujet, de ce qui le tracasse, le tourmente, ou de ce qui le fait jouir et qui à force sur lui[21]. Ainsi s'éclaircit, au fil des expériences tentées ou pas, au fil des bilans dans les lieux d'expériences, au fil des entretiens avec les membres de l'équipe et des moments de rassemblement autour du stagiaire que constitue le rituel du contrat qui ponctue le temps, le rapport que chacun entretien à son insu avec ce signifiant.

Certains parviennent à se « trouver-créer », dirons-nous avec D. Winnicott, un objet qui fixe la pulsion ou la jouissance, d'autres non. Cette trouvaille, cette invention peut s'inscrire selon la modalité sociale de l'emploi (dans le cadre des aides prévus par la loi) ou d'une activité bénévole ou de loisir. Dans tous les cas la forme que prend le lien social est inédite. Dans le décollement qui s'opère du côté de l'Autre institutionnel, le signifiant travail ouvre à la signification que chacun attribue à ce signifiant et à la place qu'il prend dans sa propre existence.

Des bilans, se conclut…

Au terme d'une quinzaine d'années de bilans annuels et d'évaluations chiffrées, nous conclurons que c'est dans la relation transférentielle avec les accompagnants et le collectif institutionnel que chacun peut se lancer dans l'aventure et

---

[21] Entre amour du métier, amour du travail bien fait et se tuer à la tâche, les deux faces de la pulsion, éros et thanatos sont à l'œuvre dans le travail. C'est sur la face, *misterum*, du signifiant métier, face du mystère, que se situe le lieu de l'inconscient et du désir. L'autre face, *ministerum*, est celle de la technique.

l'inconnu que représente la recherche d'un chemin parmi les autres. C'est bien sous transfert que des stagiaires tentent des expériences, si banales soient-elles, en faisant des allers-retours, des tours et des détours, entre une activité et une autre, entre la famille et la vie sur un appartement du centre, entre le statut de « malade » lors de séjours en hôpital ou en clinique et celui de stagiaire au centre H. Wallon, entre le statut de stagiaire non rémunéré dans une entreprise et celui de salarié, entre l'expérience du travail et celle du loisir, etc.

Le transfert institutionnel supporte, porte par-dessous, le stagiaire. Il remplit une fonction de « tenant lieu d'expérience transitionnelle », de suppléance, afin qu'il puisse passer, franchir une limite, se séparer, c'est-à-dire quitter un appartement et ses habitants pour un autre tout en étant relié par le signifiant H. Wallon. Ces passages n'ont plus pour visée un accroissement de la prise de conscience et des capacités nécessitées par la vie en société dite autonome. Cet objectif est désormais subsumé à l'accroissement de la capacité à dire qui procure un effet d'apaisement psychique, un mieux-être, la nouvelle visée.

Le choix du stagiaire n'est plus déterminé par les compétences sociales ou professionnelles, que beaucoup d'ailleurs acquièrent ou réacquièrent[22]. Ratages et hospitalisations sont maintenant interprétés comme ce que le stagiaire manifeste[23], dit-on, soit une mise en acte de l'inconscient qui, ainsi, fait barrage à la demande de l'Autre institutionnel, à l'équipe, à sa jouissance. Analysant dans le transfert cette mise en acte qui lui est adressée, l'équipe entend, en se tenant dans une posi-

---

[22] Dans le deuxième volume de mon ouvrage, *Institution et accompagnement psychosocial*, j'illustre cette question en présentant la situation d'accompagnement de Corinne, p. 129-135.

[23] Manifeste a la même étymologie latine, *manus*, que le signifiant, demande.

tion clinique, au pied des dits et des symptômes du stagiaire, qu'il lui adresse une demande Autre. C'est dans le transfert, du « lieu du transfert, comme le dit J. Rouzel[24], que se ramassent » les différents symptômes qui sont éprouvés par l'accompagnant, à même son corps et mis au travail dans l'instance d'analyse de la pratique.

Dans cette instance, un décollement des coordonnées des connaissances issues de la psychopathologie s'opère au profit des éprouvés qui sont parlés et analysés à partir de ce que le stagiaire, dit-on, « montre à voir et à entendre » dans le présent ici et maintenant. C'est dans ce présent que sont aussi recherchées les conditions qui sont facteurs de « mieux être », ce qui a pour effet d'apaiser la pulsion, ou d'entamer la jouissance. C'est alors la demande que l'équipe adresse au stagiaire, qui est mis à la question C'est sous transfert analysé par l'équipe, que chacun des stagiaires, depuis les expériences qu'il tente ou pas, s'engage dans la recherche de ce qui, dans la relation à l'autre lui est possible et/ou impossible.

Le signifiant autonomie est redéfini retrouvant son antonyme, l'hétéronomie, soit l'altérité, mais aussi depuis le fragment grec, *nomos*, la question de l'inscription du sujet dans le symbolique. Aussi ce qui est maintenant attendu par l'Autre institutionnel, c'est l'accroissement de la capacité du stagiaire, à dire ce qui lui est possible et impossible. À le dire à l'Autre. C'est ce dire, cette « parole pleine », selon l'expression de Lacan, authentique, qui situe ce qu'il en est de la vérité, qui est *in fine* facteur de mieux être. Nous constaterons alors des avancées de la subjectivation, car le stagiaire, dont la durée de séjour aura été suffisamment longue, parvient à élaborer un projet de vie propre, à inventer une réponse, sa réponse, à la demande de l'Autre. À s'affranchir de la demande

---

24 Rouzel J., *La prise en compte des psychoses dans le travail éducatif*, Toulouse, Érès, 2013.

de l'Autre avec l'appui de l'équipe, lorsque cette demande est par trop insistante ou incomprise ; un projet de vie ou existentiel dans lequel il prend en compte son être au monde aux prises avec ses symptômes, la défense psychique s'étant assouplie.

L'énigme du sujet dans les psychoses

C'est des premières crises de la demande et des premières crises dialogiques que s'impose l'énigme du sujet dans les psychoses. Cette énigme ne cesse de faire causer les uns et les autres dans l'équipe. Mais c'est aussi dans l'instance d'analyse de la pratique que l'énigme de chacun des sujets est au centre du questionnement de chaque accompagnant, « c'est comme inconscient de l'Autre, dit Lacan, que se fait la découverte de son propre inconscient. L'inconscient se présente comme un stade de la traduction en cours de l'inconscient, qui est d'abord l'inconscient d'un Autre »[25].

Ainsi dans ce travail se « creuse un ailleurs », comme le dit Joseph Rouzel, s'engage un travail diacritique pour situer les différentes dimensions à l'œuvre.

Une question stupéfie l'équipe : comment comprendre qu'ayant répondu à la demande, ça rate ! Un au-delà de la satisfaction du besoin s'ouvre et nous introduit à la dimension du manque. Le manque est le ressort de la demande, du besoin, du désir du sujet, mais aussi du lien social. Mais alors, puisque ça rate et que ça se répète, de quel manque « manque » le sujet ?

Il n'y a plus d'évidence naturelle. Dans l'évidement des signifiants majeurs, demande, besoin, désir, sujet, insertion,

---

[25] Lacan J., *Le transfert, Le Séminaire, Livre VIII,* Paris, Seuil, 2001, p. 222.

autonomie, travail, etc., qui s'en suivra, les références à Freud, à Winnicott puis Lacan, éclaireront les différentes dimensions de la vie psychique à l'œuvre, ainsi que la position subjective à tenir dans la position de l'accompagnant.

Dans l'analyse qui tente de cerner l'énigme de la demande du sujet dans les psychoses – qui surgit des crises dans le lien d'accompagnement – se déduit que le sujet n'a pas de demande en propre : a-sujet dans la demande d'un autre, son alter ego dont il ne veut pas perdre l'amour. Il est aliéné, dit-on aussi, à la demande et au désir de l'Autre. La demande que nous adresse le stagiaire s'inscrit dans le champ de l'Autre institutionnel. À l'Autre institutionnel de créer les conditions afin que puisse advenir un sujet, un dire, et qu'une demande propre puisse s'élaborer.

Une nouvelle assertion est formulée dans la langue de l'équipe : prendre au sérieux l'objet de la demande, l'objet du besoin, et non plus au pied de la lettre. Distinguant ainsi objet social de la demande adressée à un autre, alter ego, et demande d'objet, soit l'Autre dont l'enjeu de la reconnaissance se joue sur l'autre scène, celle de l'inconscient. Dans ce lieu où se pose la question majeure du manque, soit celle du manque à être et celle du désir. « Le désir, écrit Lacan, est un rapport d'être à manque. Ce manque est manque d'être à proprement parler. Ce n'est pas manque de ceci ou cela, mais manque d'être par quoi il existe »[26].

La distinction qu'introduit Lacan, dans le sillage de Freud permet d'articuler l'objet de la demande et du besoin en tant que médiation imaginaire et le désir en tant que médiation symbolique où se situe « le manque d'être par quoi » le désir « existe ».

[26] Lacan J., *Le moi, dans la théorie de Freud et dans la technique de la psychanalyse, Le Séminaire, Livre II,* Paris, Seuil, 1978, p. 306.

Aussi l'équipe adopte la position subjective dans l'accompagnement, de se tenir dans l'ouvert entre demande et désir, dégageant ainsi un lieu propre à l'énigme du sujet, un lieu vide, un « site », comme le dit J. Oury, « un espace de jeu » au sens de Winnicott, « afin que du ça un je puisse advenir », comme le formule Freud. Ce lieu est le lieu d'une remise en selle du sujet. Lieu topologique d'éclosion du sujet, selon la thèse de G. Mouillac, lieu d'un dire qui fait acte de fondation du sujet. Depuis cette position dans l'accompagnement, l'équipe tente de cerner le vide qui surgit des expériences, du réel, que tente ou pas le stagiaire.

Le ratage, dans le champ de la demande adressée à l'autre, est aussi signifiant, d'une impossibilité à signifier autrement que la demande de l'autre ne lui va pas et qu'il ne peut faire barrage à la jouissance de cet Autre.

C'est sur l'axe autre-Autre que l'équipe se déplace pour accompagner le stagiaire et c'est sous transfert analysé par l'équipe qu'il parvient à s'engager dans le travail de subjectivation des effets des expériences tentées ou pas. Ce travail de « mise en représentation de mots de représentation de choses inconscientes », selon les termes de Freud ou de traitement du réel par le symbolique, a un effet d'apaisement des pulsions ou de la jouissance toute du stagiaire. C'est depuis ce travail pour cerner ce lieu vide qui surgit du réel des rencontres qu'une demande propre peut se formuler comme un dire du sujet. Un dire vrai, un dire qui sonne comme vérité. Mais la vérité, comme le précise Lacan, « la dire toute, c'est impossible... »[27].

Ainsi se créent, du côté de l'Autre institutionnel, les conditions de la construction d'une position de sujet depuis lesquelles une nouvelle demande propre au sujet s'élabore et s'énonce à l'adresse de l'Autre. Demande dans laquelle il

---

[27] Lacan J., *Télévision,* Paris, Seuil, 1974, p. 9.

définit les modalités de vie qui sont des facteurs d'un mieux-être auquel il est parvenu, s'affranchissant de la demande de ces autres, avec l'appui de l'équipe.

Nous découvrons alors que chaque stagiaire dont la durée de séjour est assez longue accroît son savoir y faire avec sa psychose et ses symptômes dans son existence quotidienne.

C'est que, peu à peu, du questionnement incessant sur la praxis de cet accompagnement depuis les effets subjectifs vécus par chacun des stagiaires et de l'analyse du transfert dans le lien d'accompagnement, un savoir-y-faire s'en dégagera quant au « maniement du transfert », selon l'expression de Lacan[28]... Un savoir-y-faire qui résulte d'un renversement de notre position subjective en regard du savoir, nous plaçant en position de savoir/ne pas savoir, en position de stagiaire, en position de se laisser enseigner.

De l'amour au désir

Mais dans les avancées que nous constaterons de la subjectivation, le travail d'analyse du transfert met en lumière la problématique du manque, et plus précisément du manque à être, soit celle du désir pour le sujet dans les psychoses.

Dans l'éclairage qu'apporte Lacan, le « graphe du désir »[29] nous permet de nous repérer sur les deux étages. Les crises de la demande, les ratages nous introduisent au second étage et ouvrent sur un nouveau continent, celui du désir. Désir[30] qui est frappé des interdits qui fondent la vie en société. Les ratages mettent à l'épreuve l'amour que l'autre lui porte, le

---

[28] Lacan J., *Écrits,* Paris, Seuil, 1966, p. 583.

[29] *Ibid.*, p. 793-827.

[30] Désir, du latin *desiderare*, constater l'absence de, d'où : chercher, désirer.

projet qu'il a pour lui, alors nous disons qu'il se met en échec ! Exclure le stagiaire c'est alors exclure cette part du sujet qui, en ratant, surgit de ce lieu, l'inconscient, et qui s'exclut elle-même.

Alors le travail de lecture est du côté de l'équipe.

Est-ce que la reconnaissance sociale supposée apportée par la réponse sociale de l'autre ne lui convient pas ? Le sujet se sent-il annulé ? Le désir d'être reconnu par l'autre ne peut se satisfaire du seul exercice de droits sociaux. Car le désir, comme nous l'apprend Lacan est un désir de désir. Plus précisément, l'objet du désir est à distinguer de l'objet social ici énoncé dans la demande, objet social considéré aussi comme objet du besoin. Mais dans le ratage, la nature de cet objet interroge. Si l'objet de la demande et du besoin est visible, identifiable, objectivable, l'objet correspondant du désir est un objet invisible.

Sur ce point, l'éclairage de Lacan est précieux, décisif. Cet objet, il l'appelle, objet *a*, (petit a). Cet objet psychique, inconscient, est l'objet du désir, mais aussi objet cause du désir. Il est la cause du désir. Il est donc la cause du sujet, mais parce qu'il fait causer le sujet. Le désir en tant qu'il cherche à capter le désirant chez l'Autre est à l'œuvre dans la relation intersubjective imbriquée dans la relation interlocutive. Dans cette relation, désir d'être reconnu de l'Autre et désir de reconnaître l'Autre se déploient entre l'un et l'autre, dans l'écart, car le désir se fait parole, une parole qui le déguise, le masque.

Mais c'est dans « la parole pleine », que Lacan oppose à « parole vide », que le désirant se manifeste à l'Autre. Dans un dire, authentique, depuis le lieu de l'Autre. La reconnaissance, l'authentification du sujet dans les psychoses ne fait acte que depuis la parole énoncée depuis l'Autre. Aussi le travail d'analyse du transfert d'amour-haine prend une autre dimension. Certes, le sujet se soutient de l'amour de cet autre, qui est un petit autre pour lui, mais l'Autre sait que la haine n'est jamais loin… et est prête à surgir, dès lors que cet autre fait intrusion en cherchant à le convaincre, en insistant pour qu'il prenne conscience, en faisant du forçage.

L'équipe découvre alors que le stagiaire se soutient non pas tant de l'amour de cet autre, que du désir de l'Autre. C'est que le désir pour le sujet dans les psychoses est problématique. Il est resté, dit Lacan dans le séminaire sur les psychoses, à l'état inconstitué.

Un Désir inconditionnel : être là

Mais ce désir de l'accompagnant, en regard de l'errance de la demande pour le sujet dans les psychoses, n'est pas tant un désir de désir, qu'un désir d'être là, ici et maintenant.

Ce qui est attendu par le sujet dans les psychoses, c'est « quelque chose qui pourrait bien s'appeler *pour rien* », comme le dit Lacan[31]. Et « dans ce *pour rien,* il y a déjà la place du désir ». Une présence désirante qui reconnaît le sujet tel qu'il est, et non tel que l'autre l'imagine, lui demande d'être. Un Autre, (Autre barré par le signifiant) qui reconnaît le savoir y faire du sujet avec son être au monde façonné par la psychose, qui n'est pas appréhendée comme une « maladie », d'où le signifiant folie qui lui est préféré.

Une présence en corps, désirante, sur laquelle il peut se brancher pour tenter d'advenir en tant que sujet. Dans le maniement du transfert du sujet psychotique, il s'agit non pas de « vouloir quelque chose au sujet, nous sommes là pour qu'il

---

[31] Lacan J. *Le Séminaire, Livre VIII, Le transfert,* Paris, Seuil, 1991, p. 419.

puisse se servir de nous »[32]. C'est depuis ce désir analysé, depuis cette position de l'Autre dans le transfert, que s'ébauche un sujet dans les psychoses.

L'équipe abandonne la visée d'insertion sociale et professionnelle, qui passe au rang de prétexte, de médiation imaginaire, pour celle de mieux-être. Elle invente une autre langue institutionnelle dans laquelle le « mieux être » est le signifiant maître. Une nouvelle demande est adressée au stagiaire afin que l'expérience, vécue ou pas, soit le moment d'éclosion d'un dire.

Conclusion

Des voix, en France et aux Nations Unies, s'élèvent pour demander la fermeture des institutions soulignant une « discrimination structurelle »[33] et des « pratiques ségrégatives », ou « trop protectrices », envers les personnes qui y sont accueillies, prônant l'inclusion. Mais le refus de l'exclusion, de la ségrégation ne se déplace-t-il pas dans ce discours ?

Dans ces critiques anti institutionnelles, l'impératif inclusif s'oppose d'une manière antagonique à l'exclusion, oubliant que l'état de droit est entré dans les institutions du secteur social et médico-social et qu'un exercice de la citoyenneté, de la parole, y est institué par la création de scènes d'énonciations que sont, « le contrat de séjour », « le projet personnalisé », le conseil à la vie sociale ». L'institution n'est plus un lieu d'exclusion de celui qui est différent, car elle n'a plus pour fonction d'en protéger la société.

---

[32] Zenoni A., 2014, *L'autre pratique clinique, psychanalyse et institution thérapeutique*, Toulouse, Érès, 2014, p. 235

[33] « Le handicap, première cause de discrimination », *Le Monde Diplomatique*, octobre 2022

Oubliant que l'inclusion signifie aussi enfermement, germe d'une nouvelle ségrégation, comme Lacan l'annonçait, rappelant que « l'origine de la fraternité c'est la ségrégation »[34].

Dans ces critiques, le sujet de la citoyenneté est mis en place d'a-sujet, d'objet, car le travail de construction de la position de sujet, du sujet de la citoyenneté en tant qu'il est un « parlêtre » est réduit au moi *indivis* et autonome, évacuant la dimension du langage et de la parole singulière par laquelle un sujet éclos, n'en retenant que la dimension comportementale.

Or c'est avec l'éclosion d'un sujet qu'un dire, sous transfert analysé par l'équipe, peut constituer l'acte de fondation du sujet accompagné. Acte qui fait événement dans son existence dès lors qu'un autre, que l'Autre institutionnel le reconnaît, l'authentifie. L'équipe, s'orientant de l'éthique de la psychanalyse et prenant appui sur le sujet de droit, peut faire barrage à la jouissance de l'Autre qui commande de s'adapter. Le sujet peut alors prendre une décision – résultant d'une avancée de la subjectivation – de vivre et travailler en institution. Autrement dit, l'autonomie, c'est la capacité à dire. Le dire du sujet devient la question centrale de l'équipe.

Références bibliographiques

Bozza, A., *Pour une clinique du sujet de la citoyenneté dans les psychoses, 25 ans d'expérience au CHRS Henri Wallon*, Paris, L'Harmattan, 2022.

Bozza, A., *Institution et accompagnement psychosocial dans la clinique des psychoses, 25 ans d'expérience au CHRS Henri Wallon*, Paris, L'Harmattan, 2022.

[34] Lacan .J, *L'envers de la psychanalyse, Le Séminaire, Livre XVIII*, Paris, Seuil, 1991, p. 132.

Foucault, M., *Histoire de la folie à l'âge classique. Folie et déraison*, Paris, Plon, 1961

Freud S., *Le malaise dans la culture*, Paris, PUF/Quadrige, 1995.

Freud S., *L'inquiétante étrangeté et autres essais*, Paris, Gallimard, 1985.

Freud S., *Névrose, psychoses, perversion*, Paris, PUF, 1990.

Gori R., *Faut-il renoncer à la liberté pour être heureux,* Arles, Les liens qui libèrent, 2013.

Lacan J., *Les psychoses, Le Séminaire, Livre III*, Paris, Seuil, 1981.

Lacan J., *Le Séminaire, Livre VIII, Le transfert*, Paris, Seuil, 1991.

Lacan J., *Le moi, dans la théorie de Freud et dans la technique de la psychanalyse, Le Séminaire, Livre II,* Paris, Seuil, 1978.

Lacan J., *Télévision*, Paris, Seuil, 1974.

Lacan J., *Écrits*, Paris, Seuil, 1966.

Lacan J., *L'envers de la psychanalyse, Le Séminaire, Livre XVIII*, Paris, Seuil, 1991.

Menard A., *Fraternité*, Conférence donnée le 7 novembre 2015 à Sète.

Mouillac G., « L'expérience du Nom Lieu, De l'inclusion à l'éclosion d'un dire », *Mental*, n°45, 2022.

Rousseau D., *Six thèses pour la démocratie continue*, Paris, Odile Jacob, 2022.

Rouzel J., *La prise en compte des psychoses dans le travail éducatif*, Toulouse, Érès, 2013.

Rouzel J. (dir.), *Sigmund Freud. Trois métiers impossibles*, Paris, 2022, L'Harmattan.

Zenoni A., *L'autre pratique clinique, psychanalyse et institution,* Toulouse, Érès, 2014.

Le Monde Diplomatique, « Le handicap, première cause de discrimination », octobre 2022.

Le transfert, l'amour, le savoir...[1]

Joseph Rouzel

« Le transfert est de la même nature que l'amour... »
Jacques Lacan, *Séminaire, Livre I, Les écrits techniques de Freud*, Paris, Seuil, 1975, p. 163.

« C'est un amour qui s'adresse au savoir ».
Jacques Lacan, « Introduction à l'édition allemande » des *Écrits, Scilicet 5*, p. 14.

Trois signifiants à l'œuvre dans la clinique, donc : le *transfert, l'amour, le savoir...*

1. Le Transfert

C'est dans les *Études sur l'hystérie*, ouvrage écrit conjointement avec Josef Breuer, que Freud lance le concept de transfert, à la suite d'un fait inattendu : une de ses patientes, à l'issue d'une séance « cathartique », se jette à son cou.

Freud, non sans humour, note que ce n'est sans doute pas pour ses beaux yeux et précise que le transfert opère à partir d'une « mésalliance », d'un « faux rapport », d'une « fausse association », bref, qu'il y a erreur sur la personne. Il mobilise un terme de la langue allemande, *Übertragung* (transmission,

[1] Ce texte est une reprise, sorte de « patchwork », à partir de plusieurs articles disséminés dans des revues ou dans mes ouvrages. J'ai ramassé l'essentiel de mes idées sur le transfert et son maniement en travail social dans mon ouvrage, *Le transfert dans la relation éducative*, Paris, Dunod, 2014.

retransmission, transcription, traduction, délégation, transfert) pour désigner de prime abord le retour des motions inconscientes refoulées par la censure.

C'est un véritable roman d'espionnage : les représentations inconscientes frappées par la censure reviennent déguisées, sous des représentations d'emprunt.

« La représentation inconsciente ne peut en tant que telle pénétrer dans le préconscient et ne peut agir dans ce domaine que si elle s'allie à quelque représentation sans importance qui s'y trouvait déjà, sur laquelle elle transporte son intensité et qui lui sert de couverture[2] ». Freud, loin de détromper la patiente, va faire preuve d'un coup de génie : prendre appui sur le transfert, qui est de l'ordre d'un transport amoureux, pour faire avancer la cure. « Pour la première fois dans l'histoire de la médecine, écrit Mustapha Safouan[3], un médecin, Sigmund Freud, s'était avisé d'entendre dans une déclaration d'amour qui s'adressait à lui personnellement, non pas l'appel d'une réponse complémentaire, mais l'expression d'une passion apparemment immotivée ». C'est à la suite de cette découverte capitale que Freud laisse tomber la méthode cathartique initiée par Breuer et l'hypnose.

Le 12 mai 1889, on assiste à une nouvelle invention qui conduira à la construction du dispositif analytique. Sa patiente, Emmy von Neustadt, essaie de lui faire entendre sa souffrance, alors que Freud, sourd, la bombarde de questions. Celle-ci lui intime alors l'ordre de se taire et de l'écouter. « J'y consens… », conclut Freud[4], guidé par l'intuition que la vérité se trouve cachée dans les paroles de la patiente et non dans le savoir médical. Reste alors à inventer un « cérémonial », comme il dit, un praticable dans lequel la parole des patients puisse

[2] Freud S. *L'interprétation des rêves*, Paris, PUF, 1967.
[3] Safouan M. *Le Transfert et le désir de l'analyste*, Paris, Seuil, 1988.
[4] Breuer J., Freud S. *Études sur l'hystérie*, Paris, PUF, 2002.

se déployer. Transfert et écoute active, dans un dispositif inspiré matériellement des séances d'hypnose (divan/fauteuil) vont assurer les fondations de l'acte analytique.

Une patiente de Breuer lui avait déjà mis la puce à l'oreille. Traitée depuis plusieurs années par la méthode cathartique, Anna O. avait brusquement déclenché « un état d'amour de transfert » sur la personne de Breuer, lui lançant à la figure qu'elle était enceinte de ses œuvres. Josef Breuer, pris de panique, avait passé la main à Freud, qui assez rapidement fit l'hypothèse de l'origine sexuelle des troubles de la patiente, ce à quoi Breuer se refusait. Les années qui suivirent permirent à Freud d'affiner sa réflexion. Dès la découverte de l'Œdipe, il affirme que la situation de transfert met à jour les imagos parentales. En 1912, dans son article intitulé « La dynamique du transfert »[5], il repère que le transfert présente deux faces, tel le dieu Janus Bifrons : d'une part il est favorable à l'action du psychanalyste, mais d'autre part il fait résistance au traitement. L'amour alimente la relation, mais fait aussi obstacle. « Le transfert destiné à être le plus grand obstacle à la psychanalyse, devient son plus puissant axillaire, si l'on réussit à le deviner à chaque fois et à en traduire le sens au malade[6] ». De plus, Freud note assez tôt que le transfert peut s'exprimer selon deux modalités : celle de l'amour (transfert positif), mais aussi celle de la haine (transfert négatif).

C'est dans un article de 1914, « Remémoration, répétition et élaboration » (dans *La technique psychanalytique*) que Freud ouvre la question du maniement du transfert. « Là, à travers les réactions de répétition du patient, précise Francis Imbert, il s'agit d'atteindre les souvenirs refoulés[7] ». Dans son

---

[5] Freud S. « La dynamique du transfert », *La technique psychanalytique*, Paris, PUF, 1985.

[6] *Ibid.*

[7] Imbert F. *L'inconscient dans la classe*, Paris, ESF, 1996.

Introduction à la psychanalyse[8], recueil de conférences prononcées entre 1915 et 1917 les samedis matin à l'Université de Vienne en direction de médecins et travailleurs sociaux, Freud apporte une série de précisions sur le « maniement du transfert » : il s'agit, en prenant appui sur l'investissement transférentiel du patient, de « créer de nouvelles éditions des anciens conflits… mais en mettant cette fois en œuvre toutes ses forces psychiques disponibles, pour aboutir à une solution différente ». Une partie nouvelle peut alors se dérouler pour le patient. La « théâtralisation » de la cure, où se rejouent les symptômes dans une forme de « névrose artificielle », permet d'échapper en partie à la répétition.

L'analyste concentre alors sur sa personne l'ensemble des mouvements d'amour et de haine. D'où l'importance précise Freud dans son ouvrage resté inachevé, l'*Abrégé de psychanalyse*[9], que l'analyste procède régulièrement à un travail de contrôle auprès d'un autre analyste. Notons que cette idée fut suggérée à Freud par Ferenczi. La fin de la cure visera à opérer un détachement chez le patient, au fur et à mesure que les représentations apparaissent et prennent place dans le langage. Avec cependant un point de butée, un roc, à savoir la castration à laquelle le patient ne saurait se dérober. Savoir-y-faire avec ce point de butée rend la cure à la fois terminable et interminable. Voilà, très résumées, les grandes lignes de la pensée de Freud sur le transfert.

C'est à partir de là, dans les années soixante, que Jacques Lacan poursuivra la réflexion en apportant un certain nombre de modifications. En effet, ce qu'avait déjà entrevu Freud, c'est qu'en direction du psychanalyste et de ce qu'il supporte d'affects et de représentations du fait de la règle fondamentale de tout dire, que c'est bien dans le langage qu'apparaît le

---

[8] Freud S. *Introduction à la psychanalyse*, Paris, Payot, 1973.
[9] Freud S. *L'abrégé de psychanalyse*, Paris, PUF, 1975.

transfert. « Le transfert, note d'emblée Lacan, est un déplacement de signifiants… Mais qu'est-ce qu'un signifiant ? Un signifiant représente un sujet pour un autre signifiant »[10]. Il n'y a donc pas erreur sur la personne, comme le pensait Freud, mais c'est du fait du glissement métonymique des signifiants que la personne de l'analyste est investie par le patient. Ce dernier projette sur l'analyste la possession d'un objet particulier, objet du fantasme, que Lacan cernera un peu plus tard sous la dénomination d'objet petit a (noté *a* dans les schémas et mathèmes lacaniens, sa seule invention, précisait Lacan).

Le patient suppose à l'analyste un savoir, un pouvoir, un avoir quant à cet objet, qui n'est pas matériel puisqu'il recouvre le manque fondamental qui troue le sujet du fait de son appareillage au *Spracheappart* (appareil-à-parler)[11]. Lacan ramassera sa démarche en une formule simple : le Sujet Supposé Savoir (SSS).

2. L'amour

Pour l'illustrer, je vais parcourir à grands pas un texte bien connu, puisque Lacan en fit le socle de son séminaire consacré au transfert[12], *Le Banquet* de Platon[13]. Notons qu'il s'agit d'un long récit d'après-coup et de seconde main puisque Platon met en scène un ami d'Apollodore, disciple de Socrate, qui lui

[10] Lacan J., *Le Séminaire, Livre XI, Les quatre concepts fondamentaux de la psychanalyse*, Paris, Seuil, 1973.
[11] Freud S., *Contribution à la conception des aphasies*, Paris, Payot, 2009.
[12] Lacan J., *Le Séminaire, Livre VIII. Le transfert*, Paris, Seuil, 2001.
[13] Platon, *Le banquet. Phèdre*, Paris, Garnier-Flammarion, 1964. On pourra lire aussi l'excellente BD de Patrick Chambon, *Lacan, ô Banquet de Platon*, Toulouse, Érès, 2016, qui suit fidèlement le fil du commentaire de Lacan dans le séminaire VIII de 1960-1961, avec une préface de Claude Rabant.

demande de lui raconter ce qui s'est passé une quinzaine d'années plus tôt. Ce récit, il le tient directement d'Aristodème, qui a participé au Banquet ce soir-là. *Le Banquet* donne à lire une véritable épure du transfert. Un groupe d'hommes est réuni pour une soirée. La veille ils ont célébré le grand prix de tragédie remporté par Agathon. Et le lendemain, là où démarre le récit de Platon, ils ont la gueule de bois. Comment occuper la soirée ? On congédie les musiciens, et plutôt qu'un banquet, on partage une collation légère.

Ce que Platon désigne sous le terme de *symposion*, un temps et un lieu où l'on boit du vin ensemble, tout en dissertant et en s'amusant. Chez les Grecs anciens, le terme désigne plus précisément la seconde partie d'un banquet ou d'un festin, consacrée à la boisson, aux jeux, chansons, danses et intermèdes divers[14].

Aristophane, poète comique, lance l'idée que l'on parle de l'amour. Proposition adoptée. Chacun va donner sa conception de l'amour. Aristophane qui est pris de hoquet passe son tour. Comme quoi parler d'amour, ça reste parfois en travers de la gorge ! C'est Phèdre qui commence, suivi de Pausanias, d'Eriximaque et enfin d'Aristophane… Agathon vient ensuite. Tous se fendent d'un hommage à l'Amour, dans un discours des plus abstraits.

– Phédre : l'Amour est de tous les dieux le plus ancien, seul capable de rendre l'homme vertueux (*aristos*) pendant sa vie et après sa mort.

– Pausanias : Il y a deux Amours : le premier, céleste, concerne le sexe masculin ; le second, vulgaire, tourné vers le corps, sans distinction de sexe. Donc l'amour n'est ni bien ni mal, ça dépend des intentions qu'on y met.

---

[14] Le verbe sous-jacent, *pinein*, signifie : boire. D'où le fameux « pinard » dans l'argot des carabins.

– Eriximaque, médecin, prend le tour d'Aristophane, pris de hoquet. Il fournit une définition très large de l'amour qui étend son empire non seulement sur l'homme, mais sur la nature, en réalisant l'harmonie des contraires. Tout est sous l'emprise de l'amour, affirme Eriximaque : la gymnastique, l'agriculture, la musique. L'amour est universel. Il propose une approche médicale et hygiéniste.

– Quand vient son tour, Aristophane bricole un mythe d'origine. Au début Zeus crée trois figures d'humains : l'homme double, la femme double et l'homme-femme, l'androgyne. Ils ressemblent à une sphère, disposent de 4 bras, 4 jambes et 2 visages opposés, mais d'une seule tête. Zeus opère une division : il les coupe en deux et oriente leur visage du côté de la coupure. Les deux morceaux séparés n'ont de cesse de s'emmancher l'un dans l'autre pour reformer la sphère originelle, mais y échouant, ils se laissent mourir. Zeus alors leur greffe des organes génitaux par devant, alors qu'ils étaient jusque-là placés derrière. Chacun d'entre nous n'est jamais qu'une moitié d'humain et cherche son autre… moitié, conclut Aristophane.

– Agathon : l'Amour est le plus heureux des dieux, le plus beau, le plus délicat, le plus subtil, il est bon, habile, etc.

Socrate a été invité, mais il est retenu quelques maisons plus loin, plongé dans une extase, un de ces états particuliers dans lesquels il plonge depuis tout enfant, où il est en lien avec son *daïmon*, être intermédiaire entre les dieux et les hommes. Il arrive chez Agathon sur le tard. Selon sa bonne habitude, il affirme qu'il ne sait rien, si ce n'est justement des choses de l'amour, mais de seconde main. Sous couvert de Diotime de Mantinée, qu'il a rencontrée dans sa jeunesse, prêtresse et prophétesse, qui en connaissait un rayon sur la question, il affirme que l'Amour est un *daïmon*, conçu le jour de la naissance d'Aphrodite, enfant de *Penia* et *Poros*, mots que je traduirai par : manque et désir. L'amour est donc l'enfant du manque et du désir[15].

La soirée est bien avancée, les convives somnolent, lorsque l'on entend un gros boucan à la porte d'Agathon. Surgit Alcibiade accompagné par une bande de joyeux fêtards et d'une joueuse de flûte. Eraximaque l'encourage à faire lui aussi l'éloge de l'amour. Mais Alcibiade, loin des définitions abstraites de ses compères, se risque, lui, à déclarer sa flamme à Socrate. Il commence par préciser que ça n'est pas pour sa beauté qu'il est attiré par Socrate. Celui-ci, c'est de notoriété publique, est frappé par la laideur. Cependant Alcibiade le compare aux Silènes et au Satyre Marsyas. Les Silènes sont des statuettes présentant des personnages paillards, laids et difformes à l'extérieur, mais qui, quand on les ouvre, renferment l'image d'un dieu, un *agalma. To agalma* désigne également un objet dont on se pare et s'enorgueillit. Il est dérivé du verbe *agollomaï*, qui signifie exulter, ressentir de la fierté, bref se faire mousser. Mais le terme se rapproche aussi du mot *aglaos* qui traduit la brillance, l'éclat, la gloire, la pupille de l'œil. On l'utilise métaphoriquement en parlant des enfants : la prunelle de mes yeux ! Il s'agit d'un objet précieux, brillant, artisanal, offert aux dieux, puis par la suite il renvoie à la représentation même du dieu : une sculpture, une peinture… Finalement le

---

[15] *Poros*, nom masculin, désigne un passage, le lit d'un fleuve, un détroit, une voie, une ressource, un moyen d'arriver à ses fins, un trajet. Le verbe *peiro* signifie : embrocher, transpercer, traverser. Quant à *Penia*, nom féminin, c'est la pauvreté, l'indigence, le manque. Le verbe *peinomaï* signifie : faire un travail pénible, manquer. La traduction que je propose de « manque (*Penia*) et désir (*poros*) », évidemment inscrite dans la modernité de la psychanalyse, s'impose à partir de la dialectique qu'emportent ces deux mots. L'amour ou ce qui transperce un sujet à partir du manque ! Dans le texte de Platon, Penia est désignée comme *A-poria*, autrement dit : im-passe. Assistant aux fêtes de la naissance d'Aphrodite, elle profite du sommeil de Poros pour se faire engrosser par lui. De cet accouplement volé nait l'Amour, le jour même de la venue au monde d'Aphrodite.

terme d'*agalma* finit par recouvrir un peu n'importe quoi : une bossette de mors pour les chevaux, une coupe, une statue du culte, un bouclier, des armes, des bijoux, des étoffes, un individu, le cheval de Troie, des chevaux, etc. Bref Lacan dirait : c'est un objet scopique. Un objet qui, s'il existait, permettrait de jouir avec ses yeux, alors qu'on n'y éprouve jamais que l'absence et le manque de l'objet. L'objet brille par son absence ! C'est ce manque structural qui attire l'œil. Le poète Francis Ponge a inventé le joli néologisme d'« objeu »[16], cet objet qui brille par son absence et met en jeu le désir. Lacan dans son commentaire du Banquet dans le séminaire VIII consacré au transfert, insiste peu sur cette dimension de brillance… Quant à Marsyas, c'est un Satyre joueur de flûte qui un jour défie Apollon. Apollon est désigné comme vainqueur par les Muses et fait écorcher vif Marsyas dont il ficelle la dépouille sur un pin. Alcibiade dit à Socrate que, certes, il ne joue pas de la flûte, mais qu'il enjôle les jeunes gens avec sa voix. Après le regard, la voix, second objet @ [17]mis en perspective par Alcibiade dans sa déclaration d'amour à Socrate. Alcibiade rappelle que 15 jours plus tôt il a tendu une embuscade à Socrate. Il l'a fait beaucoup boire pour l'attirer dans son lit. Alors qu'ils dormaient dans deux lits adjacents, il a fait une tentative en direction de Socrate : « – tu dors Socrate ? – Non. – Une idée m'est venue. Tu es un amant digne de moi ». Quelque temps plus tard, Socrate l'avertit : – « fais

[16] Ponge F. « Le Soleil placé en abîme », *Pièces*, Paris, Gallimard, 1961.

[17] Jacques Lacan : « Le champ de la réalité ne se soutient que de l'extraction de l'objet a qui pourtant lui donne son cadre » (*Écrits*, Paris, Seuil, 1966, p. 554). L'objet désigné ici comme @ (objet *a* chez Lacan), qui est aussi la marque de l'association l'@psychanalyse, est à penser plus comme un signe que comme une lettre. L'@ fait signe du trou du réel à l'endroit du signifiant. Il se situe au point de nouage du « nœud bo », au cœur de RSI. Sur l'usage dans la pratique analytique de ce @, voir : Rouzel J. *Ailleurs. Pratique la psychanalyse*, Orange, éditions le Retrait |, 2019.

attention, détrompe-toi à propos des *agalmata*, ça n'existe pas ! » (218a-219a) Comme on dit, Alcibiade a fait chou blanc. Il s'est offert comme objet du désir qu'il suppose à Socrate. Socrate donne à Alcibiade ce qu'il n'a pas. En se refusant, Socrate produit un manque, un vide chez Alcibiade, don de l'essentiel. Et selon la loi du désir : le désir s'accroît à mesure que l'objet se dérobe. 15 jours plus tard, il est à cran. Définition de l'amour chez Lacan : « c'est donner ce qu'on n'a pas à quelqu'un qui n'en veut pas ».

Ce soir-là, Socrate rétorque à Alcibiade que ce n'est pas lui qu'il aime, mais cet objet brillant qu'il lui attribue (*agalma)*. Et il lui dit qu'en fait celui qu'il aime, c'est peut-être Agathon, le maître des lieux. Il botte en touche, sans désillusionner Alcibiade. Dans la manière d'un jeu que connaissent bien les enfants : « passe à ton voisin ! » Ce faisant Socrate nous donne à voir et entendre le transfert dans toutes ses conséquences : il ne s'agit ni de le repousser, ni de l'accaparer, mais d'en faire tourner l'objet. En effet, si le transfert met en œuvre une illusion majeure, à savoir qu'un autre sujet au monde pourrait nous compléter, il emporte aussi une charge désirante qu'il s'agit de garder vivante et de faire circuler. S'il n'y a pas d'objet qui puisse combler un sujet – construit autour d'un objet @ constitué par l'entrée dans le langage comme perdu –, le désir vif qui le fait le rechercher doit cependant s'entretenir. Ce processus constitue l'essentiel du maniement du transfert. Il se poursuit dans un « transfert du transfert ». Ou plus précisément dans un transfert du désir qu'emporte le transfert, tout en laissant la place de l'objet vacante.

Que le sujet ne puisse trouver chaussure à son pied n'est pas une raison pour l'empêcher de rechercher sans cesse sa pointure, au contraire. Dans sa posture, dont tout praticien du social pourrait s'inspirer, Socrate évite deux impasses. D'une part il ne refuse ni ne rejette la déclaration d'Alcibiade, ce qui peut se produire lorsqu'on est trop affecté ; d'autre part il ne l'accapare pas, il ne prend pas cette déclaration pour lui. Il se laisse traverser et dans un mouvement d'esquive il désigne Agathon comme objet à l'amour d'Alcibiade. Façon de dire : continue à désirer, mon bonhomme, c'est cela qui te rend vivant ! Lacan pour sa part cerne un seul transfert, le SSS (Sujet supposé savoir), en précisant qu'il s'agit d'un « tiers ». Le sujet suppose à l'analyste, mais aussi au professionnel du soin ou de l'éducation, un savoir sur son manque. C'est le point de nouage du transfert.

3. Le savoir

Cette approche du transfert ouvre la marche à suivre aux professionnels qui en soutiennent le processus dans le travail social, l'éducation, l'enseignement, le soin. Tous ces métiers de l'humain où la relation est première. Elle en détermine le maniement (Freud) ou la manœuvre (Lacan). Le professionnel des pratiques sociales, pour s'extraire de cette illusion que le patient lui fait porter de savoir, de pouvoir, d'avoir… à sa place, doit s'astreindre lui-même à un travail d'élaboration particulier. L'outil le plus adéquat pour ce travail se dessine dans les séances de supervision[18].

On peut en attendre deux effets. D'abord une prise de distance des affects du professionnel engagé dans la relation et ensuite le dégagement d'un savoir issu du transfert. Ce savoir singulier se distingue radicalement d'un savoir extérieur théorique sur le transfert, qui se réduit peu ou prou à un mode de résistance du professionnel : il n'en veut rien savoir de ce qui lui arrive dans le transfert et lutte intellectuellement contre ce qui, de toute façon, le travaille. Ce n'est qu'en fonction de

---

[18] Rouzel J. *La supervision d'équipes en travail social*, Paris, Dunod, 2015.

ce maniement ou de cette manœuvre que le professionnel peut se rendre disponible pour soutenir chez le patient (décrit dans les textes comme usager… bien usagé !) un mouvement de désillusion : non il n'existe pas au monde un autre qui puisse répondre à sa place de sa position subjective.

« De notre position de sujet, affirme Jacques Lacan à des étudiants en philosophie dans les années 60, nous sommes toujours responsables »[19]. Dernier point, ce travail repose sur une pointe de diamant : l'institution. Patient et professionnel ne se sont pas rencontrés par hasard, mais leur rencontre est balisée par des textes qui donnent l'assise à l'établissement qui accueille les processus de transfert. Textes législatifs, textes du projet d'établissement, références à la législation du travail, le droit des malades et usagers, etc.

Autrement dit : les murs bornent l'établissement ; alors que l'institution se situe du côté des… murmures ! Une institution ne vit qu'à travers des paroles échangées[20]. Elle est donc soumise à un processus dialectique d'institutionnalisation permanente. Réunions d'équipe, espaces d'élaboration clinique, supervision, régulation, etc., offrent les conditions d'accueil des mouvements transférentiels. Ils favorisent l'accroche multidimensionnelle du transfert dans l'institution, ce que Jean Oury désignait comme « constellation transférentielle », mais aussi son traitement. Oury ajoutait que dans un établissement qui ne mobiliserait pas les moyens de soutien dans le transfert, mieux vaut fuir à toutes jambes.

De la même façon, mais dans un cadre autre que la réalité psychique de la cure, un espace de médiation partagée, un enfant, un adolescent, un adulte, supposent à un travailleur social un savoir, sur soi, sur la vie, sur le monde. Ils lui prêtent

---

[19] Lacan J., « La science et la vérité », *Écrits*, Paris, Seuil, 1966.
[20] Lafont J. *Traité sur la parole dans les situations d'aide*, Toulouse, Érès, 2019.

ce savoir, et c'est pourquoi, comme disent souvent les travailleurs sociaux, « ça accroche ». Mais de quel savoir s'agit-il ?

C'est un savoir supposé au praticien social, lui-même supposé savoir-y-faire avec la réalité sociale. Du fait de ce savoir supposé au professionnel, le sujet (dit usager !) va, en paroles et en actes, transférer au travailleur social les signifiants qui recouvrent cet objet précieux, que toute la théorie et la clinique analytiques affirment comme à jamais perdu. Le manque alimente le moteur du désir. Cet objet @[21], enté sur les différents lieux de la pulsion (orale, anale, scopique, vocale...), s'imprime en creux au cœur du sujet. Il enchâsse ce qui lui manquerait pour être tout. C'est cette part manquante que Lacan nomme la « jouissance » (substance négative) et qui fait des ravages, puisqu'elle pousse sans cesse l'être humain à dépasser ses limites et celles qu'impose le vivre-ensemble, à s'attribuer une toute-puissance fantasmatique, un « plus-de-jouir ». Sa prise dans le langage opère « un ravinement de la jouissance », précise Lacan.

Cette indication clinique est très importante : elle montre la voie dans laquelle on peut inviter le sujet, pour transmuter ce qui le fait souffrir, celle de la parole et du langage, sans jamais toutefois épuiser la « jouissance de la vie »[22]. Seule cette dimension d'humanisation, mise en scène notamment à travers des projets, permet à un sujet de pacifier la jouissance qui l'envahit et le dépasse dans les symptômes et les passages à l'acte. La rencontre humaine que suscite le travail dit social,

---

[21] J'emprunte ici une invention de mon amie Jeanne Lafont : user de l'arobase pour désigner l'objet *a* de Lacan : « étant donné qu'il mérite le statut d'un signe plus que d'une lettre », *La topologie ordinaire de Jacques Lacan*, Toulouse, Point Hors Ligne, 1986 ; j'en ai produit une explication substantielle dans mon ouvrage *Ailleurs. Pratique de la psychanalyse*, Orange, éditions Le Retrait |, 2019, p. 30-32.

[22] Hapax de Jacques Lacan dans « La Troisième », dans *La Cause freudienne*, n° 79, 2011, p. 11-33.

qui est le pivot de la relation, se constitue comme le lieu où s'élabore pour le sujet une certaine connaissance de soi. Ceci à condition que le professionnel n'envahisse pas l'espace de la relation de ses propres fantasmes et représentations inconscientes, et ne cède pas aux avances d'amour ou de haine, qu'il sache se déplacer, y compris des objurgations institutionnelles et législatives, pour laisser l'espace de la rencontre désencombré et ouvert.

Cette rencontre se déroule dans des espaces privilégiés et spécifiques au travail social que recouvre le terme de médiations : atelier de poterie, marionnettes, jeux d'eau, activités de groupe, soutien scolaire, entretiens d'aide, etc. Le travail éducatif, notamment, se caractérise d'un « faire ensemble ». Tissu de relations, vivier institutionnel interdisciplinaire, aire de jeu, lieu de mise en scène des difficultés psychiques ou sociales, espace de trans-faire... Les médiations, cœur de la fonction en travail social, favorisent les passages, les entre-deux, les intermédiaires qui structurent la vie d'un sujet, enfant, adolescent ou adulte.

« Aire transitionnelle d'expérience », souligne D.W. Winnicott : « Dans la vie de tout être humain, il existe une troisième partie que nous ne pouvons ignorer, c'est l'aire transitionnelle d'expérience à laquelle contribuent simultanément la réalité intérieure et la vie extérieure... Cette aire intermédiaire d'expérience, qui n'est pas mise en question quant à son appartenance à la réalité intérieure ou extérieure (partagée), constitue la plus grande partie du vécu du petit enfant. Elle subsistera tout au long de la vie, dans le mode d'expérimentation interne qui caractérise les arts, la religion, la vie imaginaire et le travail scientifique créatif »[23]. Mais ces activités partagées, vectorisées par la notion de projet, qui ouvrent au transfert, ne laissent pas indemne le professionnel.

---

[23] Winnicott D. W., *Jeu et réalité*, Paris, Gallimard, 1975.

Combien de travailleurs sociaux rentrent chez eux, fourbus et envahis par les affects que les relations multiples et extrêmes ont suscités chez eux au cours d'une même journée. D'où l'ouverture indispensable dans les institutions de lieux d'élaboration clinique pour les travailleurs sociaux. Lieux qui peuvent prendre la forme de supervisions d'équipe ou de contrôles individuels. Lieux dédiés à un travail de *catharsis*, au sens premier de purification des passions. L'aboutissement logique du maniement (manœuvre) du transfert passe par ce que Daniel Sibony et Jean Laplanche appellent à juste titre « le transfert de transfert »[24]. Autrement dit, en travail social, le déplacement du désir vers des objets socialement repérés : apprentissage, recherche d'emploi, inscription sociale et culturelle, rapport à la loi… On l'a vu à l'œuvre dans l'esquive que produit Socrate à l'endroit du désir d'Alcibiade.

Il s'agit, dans la cure analytique, comme dans le cadre d'une relation en travail social, d'éviter que le transfert ne s'enkyste. Exigence éthique que ce transfert de transfert. Exigence clinique aussi : là où se crispe l'analyste ou le travailleur social (là où il pense avoir fait une bêtise, n'être pas à la hauteur… autant de positions imaginaires), c'est quand il oublie tout simplement le transfert de transfert. Le professionnel n'est pas là pour jouir de l'amour (voire de la haine) du patient ou de l'usager.

Ce que Lacan appelle « la manœuvre du transfert » vise à détacher le transfert de son objet illusoire dans la cure ou dans l'espace social, soit la personne de l'analyste ou du travailleur social et ce qu'il représente, pour que le sujet puisse l'orienter vers d'autres objets. Non pas dans un mouvement de substitution, mais plutôt de destitution. Car au bout du compte, aucun objet ne saurait satisfaire le désir. Freud en

[24] Laplanche J. *Problématiques V. Le baquet. Transcendance du transfert*, Paris, PUF, 1987, p. 309.

avait produit les coordonnées en affirmant qu'« entre satisfaction recherchée et satisfaction obtenue, il y a toujours un écart ». L'objet magnifié que mettent en scène différents mythes fondateurs, tel celui du Jardin d'Eden, est à jamais perdu. L'homme est à tout jamais chassé du paradis ou des verts pâturages de l'enfance. Il est d'emblée exclu, de la jouissance, du tout, de la complétude, de la perfection… C'est ce manque structural qui le fonde dans son humanité. D'où ce sentiment de profonde déréliction qui saisit le sujet en fin d'analyse lorsqu'il réalise qu'aucun objet ne pourra venir combler le manque qui le fonde. Ce passage par l'œuvre au noir, cette traversée du « désêtre », ne peut bien entendu être travaillé que dans l'espace et avec les outils de la cure analytique.

Notons cependant que dans le travail social un mouvement semblable peut être poursuivi, mais sans toutefois toucher à ce niveau d'incomplétude du sujet. Même si le travailleur social, sensibilisé par sa propre cure à l'émergence de l'inconscient, n'est pas dupe des motions transférentielles, cela n'est pas de son ressort de placer le sujet face à cette épreuve, dans l'espace d'intervention qui est le sien, à savoir le lieu de confrontation d'un sujet à la réalité sociale. Il n'a pas le dispositif où cette question peut être vécue et explorée, « à même son corps », comme le précise Freud[25].

Cependant cette issue que dans l'analyse on désigne sous le terme de « castration, coupure, rupture », peut revêtir dans le travail social la forme de l'autonomie., autrement dire, comme le souligne Winnicott savoir « être seul, parmi les autres ». Entendons ce terme d'autonomie, devenu une tarte à la crème, non pas au sens d'une liberté débridée, comme le profilent d'aucuns, mais au sens premier d'un certain savoir-faire avec

---

[25] Freud S., « Préface » à August Aichhorn, *Jeunes en souffrance*, Nîmes, Champ Social, 2000.

les règles/coutumes/lois de la communauté à laquelle un sujet appartient[26]. Qu'un jeune (ou moins jeune, car l'inconscient n'a pas d'âge) s'appuie sur son amour pour un praticien social pour investir petit à petit d'autres types de relations et d'autres objets d'investissement, lui permet d'opérer un déplacement de sa personne vers une marge de manœuvre où il s'éprouve comme sujet responsable de sa propre histoire et de ses actes. Alors « …de ces désirs inconscients, parce que refoulés, refoulés parce qu'interdits (désirs sexuels incestueux, désirs de mort des parents…), l'investissement se fait sur des objets actuels, équivalents symboliques des anciens objets. Ces nouveaux objets ne sont pas nécessairement interdits. Tentative de répétition, certes, mais il ne s'agit pas d'une répétition à la lettre. Il y a aussi changement et possibilité de remaniement : une évolution est possible. De l'intérêt de pouvoir régler, contrôler le transfert source de re-vie[27] ».

Et François Tosquelles de conclure : « Je ne voudrais pas affoler les instituteurs (et j'ajouterai les travailleurs sociaux), ni peut-être un certain nombre d'analystes, mais cette possibilité de reprise, de résurgence, on l'appelle, depuis Freud, le transfert ». Dans une telle optique, l'ensemble de l'institution se constitue comme le théâtre du transfert. Il conviendra donc d'articuler, comme nous y invite Francis Imbert, la question du transfert et celle des médiations. « Le transfert opère sur des objets actuels… et la fonction de la médiation est de réaliser l'intervention d'objets qui soient autant d'éventuels pôles d'investissement, autant d'éventuels pôles de transfert ». Investissement des travailleurs sociaux, bien sûr, mais aussi de toute personne œuvrant dans le cadre de l'institution. J'ai ainsi

---

[26] Paturet J.-B., *Le transfert à l'usage des enseignants et des éducateurs.* Paris, Sauramps Médical, 2012.

[27] Pochet C., Oury F. et Oury J., *L'Année dernière, j'étais mort... signé Miloud*, Vigneux, Matrices, 1986.

vu à l'œuvre des transferts tout à fait opérants avec un cuisinier ou une lingère. C'est à partir de cet investissement singulier, ancré sur un autre humain, que le désir du sujet (et son obscur objet !) trouve à poursuivre son chemin et à se déployer dans le monde.

Des théories analytiques du transfert et à partir du court exemple que le lecteur trouvera dans les pages suivantes, nous pouvons maintenant déplier une matrice. Comme Freud fit l'expérience d'une patiente qui se jeta à son cou, le professionnel de l'action sociale n'a pas à s'imaginer que si l'autre « accroche », c'est pour ses beaux yeux, si beaux soient-ils ! En position clinique, les travailleurs sociaux prennent appui sur le transfert, sur ce que des sujets en souffrance « transfèrent » sur leur personne, comme émotions, projets, désirs, images archaïques, signifiants souterrains, pour ouvrir des voies d'investissement nouvelles.

Dans la clinique sociale, le transfert offre un point d'appui pour déboucher sur la construction par le sujet d'un certain savoir-y-faire. Le travailleur social, du fait de la dynamique du transfert, est justement mis en place de « sujet supposé savoir-y-faire ». Supposé savoir se débrouiller dans la vie et les relations. Supposé savoir-y-faire dans le lien social : parler, échanger, trouver une place dans l'espace social, se frotter aux us et coutumes de la collectivité, aimer et travailler. C'est au nom de ce savoir supposé au travailleur social que l'autre (souvent l'innommable !), enfant, adolescent, adulte, « accroche ». En effet, celui à qui l'on suppose un savoir sur son manque, on l'aime !

En prenant appui sur les éléments transférés, le travailleur social soutient le sujet pour s'approprier son propre savoir, sur lui-même, le monde et les autres. C'est au nom de cette relation, en lien étroit, qu'une personne accompagnée élabore un savoir qui est le sien, en le prêtant d'abord au travailleur social. D'où l'importance dans la clinique sociale de repérer comment et pourquoi « ça accroche » avec tel ou tel usager, et pour le praticien de se demander à quelle place l'autre l'assigne : pour qui me prend-il ? Qui voit-il en moi ? Que vit-il à travers moi ? Tout en questionnant sa propre intention d'aider, de soutenir, d'accompagner, etc., que l'on peut résumer ainsi : qu'est-ce que je lui veux ?

Ce n'est que par ce questionnement organisé, qui trouve sa place dans les institutions dans le cadre d'une supervision d'équipe, voire plus rarement celle d'un contrôle individuel, que le travailleur social peut se déprendre de la part d'amour et de haine qui l'affecte dans la relation, se détacher de l'illusion de posséder pour autrui le bon objet qui éteindrait sa demande et soutenir l'ouverture d'un sujet dans le scénario d'une histoire marquée au sceau de la répétition du symptôme. Ce faisant, le sujet (dont on dit qu'il est « pris en charge », expression qui pèse son poids d'imaginaire) peut inventer à sa vie une solution qui lui est propre.

Clinique

J'esquisserai juste en quelques mots les conséquences dans la clinique sociale d'un tel positionnement[28]. Je travaillais il y a plusieurs années comme éducateur dans un centre d'accueil pour toxicomanes. Un après-midi je reçois en entretien Jean, 26 ans, à l'allure déglinguée. « Je suis toxico », dit-il en relevant ses manches sur des bras criblés de trous d'aiguille. Et sans prévenir, parce que cela m'est venu brusquement en tête, j'ai répliqué « Et qui c'est qui vous l'a dit ? » Jean accusa un moment d'effroi. Mais l'effet de surprise, comme aux échecs,

[28] J'ai largement présenté et commenté ce cas dans mes ouvrages, notamment dans *La relation d'aide en éducation spécialisée*, Paris, Dunod, 2020.

a fait l'ouverture. Et il est revenu. À la rencontre suivante, il m'apprend qu'à l'âge de 15 ans, sa mère ayant trouvé une barrette de shit sous son matelas, lui a fait un esclandre : tu commences par le shit et ensuite c'est la coke. T'es un toxico, mon fils ! Chacun sait quelle est la question qui taraude tout adolescent : qui suis-je ? Sa mère lui donne la clé, le signifiant qui peut obturer la question : toxico. Il commence alors à sniffer de la coke et assez rapidement à s'injecter de l'héroïne dans les veines. Le mot fait la chose ! Puis il revient, fidèle au poste. Toutes les semaines pendant quatre ans. La question qui s'est réouverte, à partir de qu'il éprouva comme un doute, il la formula ainsi : si je ne suis pas toxico, alors qui je suis ? Quatre années de tâtonnements, d'impasses et d'avancées pour trouver le chemin de son désir, ouvrir les voies d'une vie qui lui appartienne. La surprenante question qui avait jailli lors de la toute première rencontre, en faisant chuter le signifiant de son aliénation au dire maternel, avait foré chez ce sujet une étrange supposition attribuée à l'éducateur que j'étais : lui, au moins, doit avoir la réponse au « qui suis-je ? ».

Et l'éducateur de soutenir dans tous ses méandres les tentatives de réponse à cette question que le signifiant « toxico » et la drogue étaient venus recouvrir. Un jour il décide de ne plus venir me voir : « De toute façon, c'est un centre pour toxicos ». Et il ne se reconnaissait plus dans ce signifiant. Lors du dernier entretien, il me confia un rêve. Une locomotive est à l'arrêt sur une plaque tournante d'où partent différentes voies. Qu'est-ce qui le (loco) motive ? « C'est dur de choisir », conclut-il…

Références bibliographiques

Breuer J., Freud S., *Études sur l'hystérie*, Paris, PUF, 2002.

Chambon P., *Lacan, ô Banquet de Platon*, Toulouse, Érès, 2016.

Freud S., *L'interprétation des rêves*, Paris, PUF, 1967.

Freud S., *Introduction à la psychanalyse*, Paris, Payot, 1973.

Freud S., *L'abrégé de psychanalyse*, Paris, PUF, 1975.

Freud S., « La dynamique du transfert », *La technique psychanalytique*, Paris, PUF, 1985.

Freud S., *Contribution à la conception des aphasies*, Paris, Payot, 2009.

Freud S., « Préface » à August Aichhorn, *Jeunes en souffrance*, Nîmes, Champ Social, 2000.

Imbert F., *L'inconscient dans la classe*, Montrouge, ESF, 1996.

Lacan J., *Le Séminaire, Livre VIII. Le transfert*, Paris, Seuil, 2001.

Lacan J., *Écrits*, Paris, Seuil, 1966.

Lacan J., *Le Séminaire, Livre XI, Les quatre concepts fondamentaux de la psychanalyse*, Paris, Seuil, 1973.

Lacan J., « Introduction à l'édition allemande » des *Écrits*, *Scilicet 5.*, 1975.

Lacan J., *Le Séminaire, Livre I, Les écrits techniques de Freud*, Paris, Seuil, 1975.

Lacan J., « La Troisième », *La Cause freudienne*, n° 79, 2011.

Lacan J., « La science et la vérité », *Écrits*, Paris, Seuil, 1966.

Lafont J., *Fragments de topologie selon Jacques Lacan*, Paris, L'Harmattan, collection « Psychanalyse et lien social », 2023.

Lafont J., *Traité sur la parole dans les situations d'aide*, Toulouse, Érès, 2019.

Laplanche J., *Problématiques V. Le baquet. Transcendance du transfert*, Paris, PUF, 1987.

Paturet J.-B., *Le transfert à l'usage des enseignants et des éducateurs*. Paris, Sauramps Médical, 2012.

Platon, *Le Banquet. Phèdre*, Paris, Garnier-Flammarion, 1964.

Pochet C., Oury F. et Oury J., *L'Année dernière, j'étais mort... signé Miloud*. Vigneux, Matrices, 1986.

Ponge F., « Le Soleil placé en abîme », *Pièces*, Paris, Gallimard, 1961.

Rouzel J., *Le transfert dans la relation éducative*, Paris, Dunod, 2014.

Rouzel J., *La supervision d'équipes en travail social*, Paris, Dunod, 2015.

Rouzel J., *La relation d'aide en éducation spécialisée*, Paris, Dunod, 2020.

Rouzel J., *Ailleurs. Pratique de la psychanalyse*, Orange, éditions le Retrait |, 2019.

Safouan M., *Le Transfert et le désir de l'analyste*, Paris, Seuil, 1988.

Winnicott D. W., *Jeu et réalité*, Paris, Folio-Gallimard, 1975.

Vers le dodain… Une clinique sous transfert orientée par le réel

Xavier Gallut[1]

La situation évoquée ici s'inscrit dans le cadre d'un « Programme de réussite éducative », plus particulièrement dans le dispositif concernant les Projets de réussite éducative (PRÉ). Ce sont des dispositifs mal nommés, me semble-t-il, car chaque mot contient des enjeux spécifiques et le fait même de les associer amène bien des questions. Mais laissons, ou remettons-en le décryptage à plus tard. Ces dispositifs de « réussite éducative » prennent place dans le cadre de la politique de la ville et « s'adressent aux enfants de 2 à 16 ans qui présentent des signes de fragilité ou ne bénéficient pas d'un environnement social, familial et culturel favorable à leur développement harmonieux »[2].

Le PRÉ dans lequel je travaille régulièrement, depuis plusieurs années, est porté par le CCAS d'une ville de 9 500 habitants, située dans une agglomération comptant environ 11 0000 habitants. Le quartier dans lequel il est situé est dit sensible et le revenu moyen par « unité de consommation », pour parler comme les économistes, y est faible. En fonction des difficultés repérées par différents professionnels (enseignants, assistantes sociales, infirmières scolaires…), ou à la demande des parents eux-mêmes, un suivi « psychothérapique » est proposé à l'enfant. L'équipe est composée d'une

[1] Psychanalyste, psychologue clinicien

[2] Cf. Guide Méthodologique, *Mettre en place un Projet de Réussite éducative*, Lyon, éditions DIV, 2007.

coordinatrice, de deux psychologues cliniciens et d'animateurs d'ateliers destinés à soutenir les enfants dans leur scolarité.

Pour se faire une idée du PRÉ, il faut décrire un peu son espace, sa géographie, son architecture. Le PRÉ est situé à côté de deux écoles élémentaires, d'un « atelier santé-ville », de lieux d'accueil destinés aux jeunes enfants et à leurs parents. À proximité, on trouve également un centre social très actif, plusieurs collèges, une construction moderne destinée aux activités culturelles, des immeubles comprenant des appartements, un petit centre commercial. D'importants travaux d'aménagement ont été réalisés ces dernières années pour rénover ce quartier. Les constructions récentes, les services et les institutions favorisent le nécessaire tissage du lien social. Il subsiste quelques locaux vétustes, vestiges d'un autre temps, laissant penser que le passé habite ici le présent, d'une manière discrète.

Deleuze et Guattari (1980)[3] parlent des « géographies affectives », de la carte, du territoire, de la territorialisation et de la déterritorialisation. Les singularités cartographiques ne sont pas données, elles font l'objet d'une fabrication politique au travers de laquelle le sens advient. Il aura probablement fallu des années et bien des aménagements dans ce quartier pour frayer des voies nouvelles et pour aménager d'autres passages, pour pouvoir arpenter autrement ce territoire avec ses points, ses lignes, ses espaces lisses et striés. Dans ces transformations au long cours qui impliquent aussi le corps, le temps et le rythme, c'est un changement à la fois social et psychique qui se réalise imperceptiblement. Ce qui ne manque de soulever quelques questions concernant « l'habiter », le « chez soi », le fait d'être d'abord habité pour habiter et de partager avec d'autres une histoire oubliée (Salignon, 2010). C'est tout un rapport de l'humain à l'espace, au bâtir et au

[3] Voir aussi Gilles Deleuze (1993).

penser, à l'être de l'habitation (voir Heidegger, 1980). D'une « archéologie freudienne » à une « phénoménologie heideggérienne », en passant par une « géographie deleuzo-guattarienne », nous avons là des tentatives variées quant à la manière de penser un certain type de rapport entre les humains et leur environnement, un rapport à soi, aux autres et au monde, qui intéresse le praticien.

La place d'un psychologue clinicien dans un tel dispositif est à interroger. Les enfants lui sont adressés par des tiers qui repèrent certaines difficultés, le plus souvent scolaires et/ou comportementales. Ces jeunes ne formulent que rarement des demandes d'aide, de soutien ou d'accompagnement. En somme, dans le meilleur des cas, les parents se saisissent de l'offre qui leur est faite pour la transformer en demande. Dans les situations moins favorables, ils viennent rencontrer le psychologue sans demande explicite, seulement « *parce qu'on leur a dit de venir* ». Parfois, ils refusent. Le praticien court toujours le risque d'inscrire son travail auprès de l'enfant ou de l'adolescent dans une perspective normalisante. Ne faudrait-il pas éradiquer le symptôme sans trop bouleverser un certain « équilibre » social, institutionnel, familial ?

Nous le savons, la question du pouvoir, tel que Foucault a pu la déplier, constitue souvent l'impensé des « psychistes » et la « fonction psy » a un rôle socio-politique dont on peut considérer qu'il est à l'œuvre partout où il est nécessaire de « faire fonctionner la réalité comme pouvoir ». Le risque c'est que le « supposé savoir psy » vienne recouvrir de difficiles conditions sociales d'existence, auxquelles il serait aussi nécessaire d'apporter une réponse politique ayant pour objectif de réduire certaines inégalités. Mais l'action d'un clinicien devient importante lorsqu'il est en mesure de soutenir une *praxis* et une *éthique du sujet.* À cet égard, dans un récit à la fois ethnographique, clinique et littéraire, Morel Cinq-Mars (2010) nous fait sentir ce que peut être une « clinique incarnée », construite à partir d'un « usage non orthodoxe de la psychanalyse », dans une banlieue où se côtoient les plus grandes souffrances.

De la rencontre...

> « Et la mère, fermant le livre du devoir,
> S'en allait satisfaite et très fière, sans voir
> Dans les yeux bleus et sous le front
> plein d'éminences,
> L'âme de son enfant livrée aux répugnances »
>
> Arthur Rimbaud, *Poésies* (1871)

Mathieu vient au premier entretien accompagné de sa mère. Celle-ci évoque des difficultés repérées au collège, ainsi que des vols fréquents, dans son porte-monnaie, d'argent et de bijoux lui appartenant. Certaines conduites inquiètent la mère de Mathieu. Récemment, il a *« failli mettre le feu dans sa chambre en jouant avec une bougie »*, dit-elle. La situation n'est plus vivable et *« il faut absolument faire quelque chose »*.

Mme X évoque rapidement une relation difficile entre Mathieu et son mari, relation dans laquelle le « copinage » et la proximité alternent avec le conflit et les insultes. Madame nous précise que son mari a « *reconnu* » Mathieu il y a environ deux ans et que c'est un « *effort* » qui devrait être apprécié. Depuis, Mathieu porte son nom sans pour autant vouloir « reconnaître » le mari de sa mère comme son père. Quant à son père biologique, il serait décédé dans un accident de voiture alors que Mathieu avait deux ans. Au moment du décès, sa mère ne vivait plus avec lui. Il ne lui a jamais semblé nécessaire de parler de cet homme, de leur union, ni des conditions dans lesquelles Mathieu est arrivé au monde. C'est une « vieille histoire », dit-elle, à effacer plutôt qu'à raconter.

Notons au passage que cet homme n'avait pas reconnu Mathieu comme fils, en lui transmettant son nom. À sa naissance, Mathieu portait donc le même nom que sa mère. En se mariant, celle-ci a changé de nom de famille. À partir de ce moment, Mathieu ne portait plus le même nom qu'elle. Mais depuis que son mari a « reconnu » Mathieu, celui-ci porte, à nouveau, le même nom que sa mère. Aujourd'hui, Mathieu ne veut pas reconnaître comme père celui qui, en lui donnant son nom, veut le reconnaître comme fils.

L'homme qui partageait la vie de Madame lorsque Mathieu avait deux ans environ a violenté Mathieu, alors qu'elle était partie faire des achats dans un supermarché et qu'elle avait laissé son fils au domicile. À son retour, elle trouvera Mathieu dans un état nécessitant une hospitalisation d'urgence. Accusée de non-assistance à personne en danger, un juge alerté par les services médicaux prononcera un placement en famille d'accueil qui durera un an. Mathieu dira plus tard y avoir passé deux ans, ou encore en être parti à l'âge de 9 ans… Il dira également se souvenir parfaitement bien de cette famille d'accueil, très sympathique et aimante, qui l'avait accueilli dans une grande maison confortable disposant d'un agréable jardin dans lequel il y avait une « *cabane* » et un « *joli bateau* ».

L'arrivée de la famille dans la ville est récente. Au moment de ce premier entretien, cela fait seulement trois mois qu'ils sont arrivés. Pour Mathieu, l'entrée au collège a été difficile. En fait, tout serait devenu plus difficile depuis la naissance de sa sœur (« demi-sœur », « quasi-sœur »), il y a quatre ans. Avant, « *tout allait bien* », dit sa mère. Ce qui est confirmé par Mathieu, d'un signe de tête. Aujourd'hui les disputes entre Mathieu et sa jeune sœur sont très fréquentes. Selon lui, « *elle a droit à tout et lui à rien* ». Elle pourrait tout obtenir de sa mère. Manifestement, la vie familiale ne semble pas de tout repos. Madame se dit « *fatiguée* », « *au bout du rouleau* »,

« *prête à craquer* ». À l'écouter, l'ambiance au domicile semble lourde, pesante, électrique. Elle nous explique qu'il n'est pas possible que les membres de la famille soient réunis dans une même pièce, et encore moins qu'ils partagent une activité ou un loisir. Dès lors qu'ils se retrouvent ensemble, les conflits surgissent, avec des éclats de voix, des mots blessants ou des injures. Le moment du repas doit être bref et chacun doit regagner *son* lieu. La mère est dans sa chambre, Mathieu dans la sienne, sa sœur est également dans sa propre chambre et le père dans une autre pièce. Ils vivent sous le même toit, mais il n'y a pas d'espaces communs véritablement partagés.

Les tentatives d'organisation et de planification des tâches inhérentes à la vie familiale échouent invariablement. Mathieu doit comprendre que ce n'est plus possible de continuer ainsi et que si rien ne devait changer il irait en famille d'accueil, de manière temporaire ou même définitive. Malgré les sollicitations et les encouragements à parler, Mathieu ne dira quasiment rien. Sa mère semble si déterminée… Je propose à Mathieu que l'on se rencontre régulièrement pour parler de « *tout ça* ». Rendez-vous est pris pour la semaine suivante.

Le deuxième entretien débute assez difficilement. Mathieu se montre tendu, peu bavard, mais déterminé. Il me dit ne plus vouloir rester au domicile familial, préférer une famille d'accueil. Et, surtout, ne plus être en relation avec ses parents et ne plus jamais les revoir. Il prend soin de préciser que le mari de sa mère est son beau-père, que sa sœur n'est pas vraiment sa sœur, et que sa mère n'est peut-être pas sa mère puisqu'elle ne se comporte pas comme une mère. Je le laisse poursuivre. Il m'explique que ses actes (vols, violences envers ses camarades…) sont destinés à rendre impossible la situation familiale et à provoquer la rupture. Pour lui, tout s'est compliqué depuis l'arrivée de sa « sœur ». Elle ne l'aime pas et ses « parents » s'occupent uniquement d'elle, lui « *cèdent tout*». Mathieu marque alors une pause, comme pour souffler un peu. Il semble s'apaiser. Je l'invite à me parler de sa « *vie d'avant*», avant d'arriver dans cette ville. Mathieu a beaucoup de difficultés à mobiliser des souvenirs. Il rapporte quelques images, des fragments épars qui ne font pas récit. Puis, il revient à ses préoccupations familiales en disant que ses parents ne veulent pas qu'il aille en famille d'accueil, mais qu'il s'agit de sa décision et qu'elle est irrévocable. Il pense que sa mère le déteste.

Sa décision était donc prise, il allait rompre des liens insatisfaisants pour en établir d'autres, ailleurs. Les bons parents apparaissent ici comme les *parents à venir*, ceux d'aujourd'hui ne pouvant être, pour le moins, qu'insatisfaisants. Un retournement s'est produit. Alors que Mathieu semblait passivement tributaire de la décision de sa mère, c'est lui désormais qui veut quitter définitivement cette famille, de sa propre initiative.

Moment pathique et symbolisations plurielles

> « Un homme se propose la tâche de dessiner le monde. À mesure que les années passent, il peuple un espace d'images de provinces, de royaumes, de montagnes, de baies, de navires, d'îles, de poissons, d'instruments, d'astres, de personnes. Un peu avant de mourir, il découvre que ce patient labyrinthe de lignes trace l'image de son propre visage » (*El Hacedor*, J.L. Borges).

> « Sur le rivage de mondes sans fin, des enfants jouent » (Rabindranath Tagore).

Le second entretien s'était terminé en évoquant les rencontres à venir et la manière dont nous pourrions travailler ensemble. J'étais guidé par l'idée d'ouvrir un espace de jeu, de remise en jeu. Je formulais donc une *invitation à jouer*, *à jouer tout simplement, comme ça, avec ce qui vient comme ça vient*, sans donner plus de précisions.

Pour le troisième entretien, Mathieu se montre ponctuel, ce qui deviendra une habitude. Il s'installe dans le bureau, ouvre son cartable et sort des feuilles imprimées au collège, sur lesquelles on peut distinguer des monstres, des héros de bande dessinée, des paysages divers et variés. Il souhaite colorier, car le « *coloriage c'est ma passion* », me dit-il. Je mets à sa disposition des crayons de couleur et des feutres. Il pourrait alors débuter, mais tout n'est pas encore en place. Il me signifie que, moi aussi, je dois participer. Il m'invite à choisir… et à colorier. Pendant une heure nous colorions, donc. Mathieu se montre très appliqué, très méticuleux. Le coloriage doit être précis. Je le sens apaisé et lent. Il y a comme une rythmicité, une sorte d'inter-liaison rythmique qui s'installe. Les mots passent au second plan, j'ai même l'impression à ce moment précis qu'ils seraient encombrants, forcément inappropriés.

L'entretien suivant se déroulera à peu près sur le même mode, bien que les supports choisis soient un peu différents. Il amène à nouveau quelques dessins à colorier, mais cela ne semble plus convenir tout à fait. Le coloriage commence à l'ennuyer. Avec le coloriage, Mathieu semblait avoir trouvé un moyen de faire face à l'angoisse de la rencontre. Cette angoisse s'étant un peu estompée, il fallait alors inventer d'autres modalités d'expression, d'autres façons d'être en relation et d'expérimenter la pluralité des « scènes langagières d'énonciation ».

Les deux entretiens qui ont suivi se sont avérés productifs quant aux modes d'expression qui ont été expérimentés par/avec Mathieu. Les pliages de papier ont donné lieu à la constitution d'enveloppes, de petits personnages, d'avions et d'objets volants, d'une cocotte-minute qui parle, etc. Le « bloc d'espace-temps » qui s'était ouvert à lui faisait l'objet d'un investissement massif au travers duquel les scènes d'expression se diversifiaient, rendant perceptibles les flux et les intensités qui les traversaient. J'avais aussi l'impression que Mathieu faisait l'expérience du rapprochement, de la proximité. J'avais surtout le souci d'organiser sans diriger, de ponctuer le travail d'expression par un certain usage de la parole, sans imposition de sens.

Après une période de vacances, les séances ont repris. Les jeux de société, peu utilisés jusqu'alors, ont fait leur apparition. Mathieu a souhaité faire l'expérience des jeux disponibles qu'ils ne connaissaient pas vraiment. C'est ainsi que les mots ont pris place. Un jeu de sons et de mots nous a particulièrement conviés à cette expérience. Chaque mot a donné lieu à des commentaires et permis de faire émerger un *jeu associatif* dont les modulations de la voix renvoyaient plus à des affects et à des intensités, qu'à des concepts et des idées susceptibles d'être articulés.

D'une certaine manière, un changement se produisait dans l'utilisation du jeu de société. Certes il s'agissait toujours d'être ensemble et de jouer l'un avec l'autre, mais aussi de se différencier suffisamment pour jouer l'un contre l'autre. Cela produisait un contraste avec ce qui avait été expérimenté jusqu'alors. Les multiples frayages langagiers empruntés par Mathieu n'avaient été soumis à aucune limitation, bien au contraire ils avaient été accompagnés. Mais là, parfois, je devenais celui qui empêche le déploiement du jeu. Autant dire que l'attitude de Mathieu a changé. Il cherchait à modifier les règles, à jouer plusieurs fois de suite, tout en répétant qu'il était « *mauvais perdant* » et que c'est pour ça que sa mère ne voulait plus jouer avec lui. Pourtant, dit-il, « *dans une vraie famille, on peut discuter à table de sa journée avec son père et sa mère et faire des jeux de société après le repas* ». Puis, Mathieu poursuit en me demandant ce que faisait ma collègue dans son bureau. Ne pourrait-elle pas venir jouer avec nous ? Ce serait « *sympa qu'on joue à trois si elle n'est pas trop occupée* ». J'ajoute : « *comme dans une vraie famille ?* ». Un scénario quasiment identique se reproduira la semaine suivante.

À la suite de ces deux séances consacrées aux jeux de société, Mathieu n'envisageait plus d'y passer autant de temps. Il y avait encore à disposition dans le bureau du matériel non exploité et, probablement, de multiples manières d'en faire usage. Je sentais Mathieu réticent, encoquillé en lui-même dès qu'il avait à parler de ce qu'il avait vécu, de ce qu'il vivait, de ce qui le tourmentait, de ce qui le faisait souffrir ou le questionnait. Il évoqua la possibilité de pratiquer le collage. Il avait remarqué dans l'armoire des collages réalisés par d'autres jeunes et les avait même trouvés surprenants, voire un peu « *bizarres* ». Il était manifestement intrigué par ces productions et formulait la demande d'essayer, lui aussi, de « *faire un tableau* ». Ce sera le début d'une longue séquence de 5 séances intensives de collages. Mathieu a d'abord travaillé seul. Après avoir découpé dans différentes revues des images plaisantes, intéressantes, intrigantes, horribles…

Mathieu les a assemblées de manière à représenter un bonhomme. Drôle de bonhomme avec des cuillères et des fourchettes pour membres. Un bonhomme prêt à manger en quelque sorte. Puis, sollicitant ma participation pour lui donner des idées, c'est un collage à deux, s'apparentant au squiggle winnicottien, qui va alors s'engager et se déployer sur plusieurs séances. Ce long et fastidieux travail peut être décomposé en différentes séquences : choix d'images dans diverses revues ou bandes dessinées, découpage des images, choix des images découpées, collage à tour de rôle des différentes images sur un support approprié (support papier, fabriqué en assemblant 4 feuilles format A4). Puis, pour finir, décoration graphique du

« tour » par Mathieu comme pour donner l'impression d'un tableau. En ce qui concerne le contenu, on trouve un château et une maison, un couple de jeunes adultes (un homme et une femme) promis aux fiançailles, un autre couple plus âgé (homme et femme également), un lit à deux places, un bébé dans une assiette, différents personnages dont la force, la souplesse et la puissance ne font aucun doute. Dans cette construction au long cours, il faut mentionner un moment particulier. Dans cet agencement *a priori* aléatoire, puisque deux personnes participent et que le résultat ne peut être compris comme une production individuelle, nous trouvons un jeune enfant dans une assiette, ce qui évoque aussitôt la possibilité d'être mangé.

Cette « scène » paraît d'autant plus improbable qu'elle avait été obtenue à partir d'un « dessin » à faire en reliant au crayon différents points. Quoi qu'il en soit le résultat est troublant : un bébé se trouve dans une assiette. Pour Mathieu, c'est sûr, il risque d'être mangé et il faut absolument sauver cet enfant. Le procédé est un peu radical : il envisage de découper l'assiette pour sauver l'enfant. Couper le support avec une paire de ciseaux pour que l'assiette disparaisse et que l'enfant puisse vivre. Je le laisse poursuivre. Une fois l'opération réalisée, Mathieu propose de coller ce support sur un autre support, de manière à accueillir cette production amputée d'une de ses parties sur un fond. Ce collage à deux donnait l'impression d'un tableau, au travers duquel il devenait possible de distinguer différentes scènes, sur lesquelles se jouaient des conflits, se posaient des questions ou se figuraient des impasses. Une histoire a émergé à partir des images. Prenant alors un rôle de secrétaire, il m'a dicté le texte suivant :

> « C'est un couple qui se rencontre et ils ont décidé de faire leur vie. Ils ont été dans un magasin, dans un bar et ils ont vu des papillons, des oiseaux, des dessins. Ils ont découvert leur maison. Après ils ont décidé de se marier

et de faire un enfant. Ils visitent des maisons. Après ils ont pris cette maison [désigne le château] avec une chambre et tout ce qu'il faut. L'enfant est un garçon. Pas de frères ni de sœurs. Au pire, il peut y avoir un animal de compagnie, une souris. Les parents du couple sont morts, des deux côtés. Ils sont morts d'une maladie ou d'un accident. Ça fait pas trop longtemps qu'ils sont morts. Ils vivent heureux. Le couple est jeune ».

Ce long travail de collage ayant donné lieu à une mise en mots, Mathieu semblait désormais plus enclin à parler, de sa famille notamment. Mais il ne s'est pas présenté à la séance qui suivait. J'ai appris quelques jours plus tard que sa mère avait appelé pour dire qu'elle avait été le chercher au collège parce qu'un enseignant était absent et qu'elle ne souhaitait pas reprendre sa voiture pour le conduire à sa séance. Le vendredi suivant Mathieu n'est pas venu non plus, sa mère considérant que « sa place » était en famille plutôt qu'au PRÉ.

Peu avant les vacances de février, Mathieu s'est présenté à nouveau. Son embarras était palpable. Il n'était pas venu à deux reprises et ce n'était pas lié à sa volonté. Il avait été obligé de se conformer aux décisions de sa mère : « *c'est elle qui a dit que c'était ma place d'être avec ma famille* ». Ce propos tranche singulièrement avec ce qu'elle nous disait lors du premier entretien, à savoir que si Mathieu continuait ainsi sa place ne pourrait plus être avec « *eux* », que sa place dans la famille serait compromise.

Au fil des séances régulières, les « symptômes » semblaient avoir disparu. Mais une conversation téléphonique avec l'infirmière du collège de Mathieu m'a appris qu'il avait récemment dérobé des bijoux dans le porte-monnaie de sa mère. Celle-ci en a parlé au collège et évoqué, non plus une famille d'accueil pour Mathieu comme elle avait pu le faire précédemment, mais un internat : « *Si ça continue, je ne pourrais pas le garder. Il ira en internat !* ». La manière dont cela m'a été rapporté m'a laissé penser qu'elle avait quasiment réussi à faire admettre l'idée que Mathieu était un « sale gosse », difficile et peu reconnaissant. Il m'a semblé utile, à ce moment-là, de faire valoir une « hypothèse winnicotienne » et de la communiquer à l'infirmière du collège : la tendance antisociale de Mathieu (ses vols notamment) était à comprendre comme la recherche de la mère sur laquelle il pense avoir des droits.

Mais cette séance de « reprise » allait faire émerger autre chose. Après un moment d'échange destiné à « travailler » plusieurs idées, Mathieu propose de reprendre le jeu de sons et de mots. Se présente une carte sur laquelle on peut lire « ma » ce qui donne lieu à maman et à mamain. Puis à partir de la carte, « dain » viendra s'associer « daim » et « dodain ». Un peu surpris par « dodain » je demande à Mathieu ce qu'est un (ou une...) « dodain ». Sans chercher, il m'explique qu'un dodain c'est le bijou d'un mort, récupéré par un proche, et qui permet de penser au mort.

Connaissant un peu l'histoire de Mathieu (telle que racontée par sa mère), ayant entendu ses différentes évocations de la mort (notamment dans l'histoire proposée à partir du collage, puis dans le jeu associatif), ayant « localisé » le « symptôme » qui revient avec le plus d'insistance, à savoir les vols d'argent et de bijoux, il me semblait possible de construire l'idée suivante : Mathieu vole des bijoux dans le porte-monnaie de sa mère pour tenter de faire exister un mort, comme pour essayer de penser à lui. Le bijou est un dodain. En le dérobant à sa mère, dans son porte-monnaie, il lui fait, dans le même temps, payer son silence quant à son père biologique dont il dit ne rien savoir, mais qui semble pourtant le hanter. Le jeu se poursuivra alternant entre le « pneumatique » et le « symbolique » dont les passages successifs, dans un sens et dans l'autre, provoqueront des associations incongrues.

Une coupure liée aux vacances de février a permis à Mathieu de passer quelques jours dans une famille d'accueil. Il en avait formulé la demande aux services de Protection de l'Enfance lorsque les rapports avec les autres membres de sa famille s'étaient tendus et que ses passages à l'acte étaient fréquents. Comme si cette demande formulée au début du suivi, dont il se préoccupait de moins en moins, constituait la garantie d'avoir un autre lieu, une autre famille dans le cas où sa mère prendrait la décision de le tenir à l'écart. Mais à son retour en séance, il montrera peu d'enthousiasme en parlant de son séjour. La famille d'accueil semble organisée en lieu de vie dans lequel cinq ou six adolescents passent des week-ends ou des périodes de vacances. Certes, on ne « *manque de rien* ». Il y a des jeux vidéo et on peut même faire du vélo. Mais pourtant c'est sans manifestations de joie ou de satisfaction que Mathieu parle de ce séjour. Il ne sait d'ailleurs pas quand il y retournera.

À partir de cette séance faisant suite aux vacances, un long travail de fabrication va se mettre en place. Mathieu me demande : « *pourquoi ne pas faire un bonhomme ?* ». Un bonhomme, certes, mais quel genre de bonhomme ? Il peut y avoir différents types de bonhomme et de grandes différences entre eux[4]. Je l'incite à penser le bonhomme. Mathieu pense un grand bonhomme, découpé dans un grand support en carton semi-rigide, et assemblé « morceau par morceau » avec des agrafes. Cette fabrication commence donc par du découpage, puis se poursuit par de l'assemblage. Le premier résultat ne semble pas tout à fait satisfaisant. Ce bonhomme semble un peu trop banal aux yeux de Mathieu. Il décide donc de lui ajouter des jambes, ce qui en fait cinq au total. Puis des bras, pour un total de quatre. Et enfin des oreilles, ce qui en fait

[4] Deleuze fait remarquer qu'il y a plus de différences entre un cheval de course et un cheval de trait, qu'entre un cheval de trait et un bœuf.

également quatre. Cet « homme augmenté » nous fait parler un bon moment. Effectivement, son sexe n'est pas précisé. Mais cela va de soi pour Mathieu : il ne peut s'agir que d'un homme. Ses qualités sont innombrables, ses performances physiques et intellectuelles incomparables. Mais un grand bonhomme comme celui-ci ne peut rester tout blanc et il faudra deux autres séances pour le « faire entrer dans la couleur », condition indispensable à l'effectuation de sa puissance[5]. Dans le temps de cette construction, les échanges avec Mathieu « tournent » autour du « problème » que constitue l'autonomisation. Il voudrait que ses parents lui donnent un peu d'argent de temps en temps. Mais cela lui est refusé et il s'en plaint. Mathieu a pourtant « bien » entendu ce que sa mère lui répète souvent : « on n'a rien sans rien ». Il propose donc de réaliser quelques tâches domestiques, de rendre quelques services contre une petite pièce. Mais c'cst toujours un refus, car l'aide apportée dans le cadre de la vie familiale ne peut donner lieu à une quelconque rémunération.

En conséquence, Mathieu refuse donc de participer aux tâches collectives... Bref, ce qu'il évoque c'est l'impasse dans laquelle il se trouve. Par ailleurs, il se demande pourquoi il n'aurait pas un scooter pour aller rencontrer ses copains ? Ses parents lui ont laissé entendre que ce serait peut-être possible quand il aura 16 ans, mais uniquement s'il doit se déplacer pour se rendre sur un lieu d'apprentissage professionnel. Là encore Mathieu se plaint, mais semble résigné : « *ils veulent pas* ». La séance précédant les vacances d'avril viendra ponctuer, d'une autre manière, les enjeux relatifs à l'autonomie. Une fois encore, Mathieu décide d'en revenir aux mots, toujours avec le même jeu, avec une alternance plus fréquente entre le « pneumatique » et le « symbolique ». Ainsi :

---

[5] Je reprends les termes de Deleuze qui fait de l'entrée dans la couleur la condition de la joie et de l'effectuation de la puissance.

Mathieu : « *Jan… jan, jan, jan [le ton monte, la voix s'épaissit]. Mais qu'est-ce que je vais faire avec Jan ?* »

XG : « [D'un ton embarrassé, plutôt bas] *Quoi ? Jean… mais c'est qui ce Jean ?* »

Mathieu : « *Ouuuiii* [oui "allongé" marquant à la fois la surprise et la satisfaction]. *Avec le Mar de tout à l'heure, ça fait Jean-Mar, Jean-Marie si tu veux* »

XG : « *Alors, Jean se marie ? Et avec qui s'il te plaît ?* »

Mathieu : « *Ah, ah… Jean se marie avec Marie* »

XG : « *Y'aura plein de gens ?* »

Mathieu : « *Pas trop, Jean en a marre des gens !* »

Dans le cours du jeu Mathieu me soumet l'idée suivante : à chaque fois que nous « associons » à partir d'une carte, je dois lui donner 5 euros. Il reviendra avec insistance sur l'excellente idée qu'il vient d'avoir et qu'il veut m'imposer. La question de l'argent dont nous avions parlé lors de la séance précédente fait irruption ici, non en rapport avec le conflit que cela génère avec ses parents, mais dans le transfert.

La suite des séances a permis des productions signifiantes plus incarnées, plus sensibles et résonantes, plus fluides, parfois plus précises, souvent ludiques, permettant à Mathieu d'interroger les liens familiaux, de trouver un certain apaisement et d'envisager ce que pourrait être sa vie à venir.

Jeu et remise en jeu

Au travers du jeu et de la remise en jeu, de séance en séance, c'est une « symbolisation vivante » qui est passée par la sensorialité, par les « choses » et les matières, par les images et les couleurs, par les mots qui disent et qui poétisent les questions existentielles. En ce sens, l'enjeu était donc d'ouvrir un « bloc d'espace-temps », d'inventer des « praticables », de proposer des « sites » ou des « scènes », pour que des expressions langagières multiples puissent se faire jour. Mais favoriser la « polytopie inter-langagière » (Broustra, 2011, p. 15) dans un espace potentiel ou intermédiaire, une troisième aire, ne revient pas à appliquer une (ou des) technique(s) dans le but de fabriquer un « bel objet ».

Un « cadre » comme « membrane » à la fois souple et résistante a eu pour fonction de délimiter un espace et un temps spécifiques, de définir un lieu où déposer son « corps archaïque » (Broustra, 2011, 55). Pour Broustra, le cadre est incontournable dans ce type de travail, car il favorise la mise en disponibilité, la présence et les effets de présence (référence phénoménologique), la mise en tension du jeu de la *matière* et des formes (référence sémiotique et gestaltiste), et, enfin, le déploiement du transfert et son maniement (Broustra, 2011, 55). Il favorise l'ouverture et le dépliement. Des effets thérapeutiques peuvent éventuellement advenir… de surcroît.

Dans la relation avec Mathieu, Il ne pouvait y avoir retrait, effacement ou silence. Bien qu'il soit aussi nécessaire, parfois, à certains moments, de se retirer un peu, de se décaler légèrement, de faire silence. C'est dans l'élaboration et la transformation des matières et des « idées brutes » que mon travail s'est poursuivi. Je devais être « utilisable » en apportant une aide concrète : découper, coller, agrafer, lire ou écrire. Une sorte de secrétariat. Dans les jeux avec les mots c'est à une place différente à laquelle j'étais convoqué : faire écho, produire de l'équivocité. Essayant de conjuguer pare-excitation et rêverie, ma disponibilité ne pouvait cependant être totale. Je ne disposais pas toujours du matériel qui aurait été nécessaire ni du savoir-faire qui aurait permis certaines réalisations plastiques, par exemple, d'où les limites. Dans une « autre langue », en référence à la phénoménologie existentielle, il serait possible de parler autrement des enjeux relationnels, en évoquant notamment les effets de présence et de co-présence, « l'esthétique des rythmes », la « dimension intérieure du sentir » ou encore l'importance « d'être là ».

Parfois, la tonalité transférentielle a résonné d'une autre manière. Lorsqu'il me fallait mettre fin aux séances, par exemple, Mathieu cherchait à imposer une autre temporalité. Il voulait poursuivre et c'est une sorte de « défi » qu'il mettait en place. Les jeux de société caractérisés par une opposition limitante, et dont l'issue des parties permet de désigner un gagnant et un perdant, donnaient lieu à des commentaires, des jubilations ou des déceptions, des détournements de règles. En fait, tout ce qui venait faire limite était contestable et contesté.

Remarquons que les modalités transférentielles ont varié par rapport au cadre et en fonction des « médiations » et des « productions ». Broustra (2011, p. 176) parle d'un « transfert kaléidoscopique » pour désigner ces passages d'un registre à un autre, avec toutes les variations d'affects que cela engendre. La conception polytopique des modes d'expression, dont le choix initial revient entièrement à « l'analysant », est précisément de nature à produire ces passages et ces variations. C'est l'intérêt d'une telle approche, même si elle rend plus difficile le maniement de ce « mouvement psychique ». Mais si l'on considère que l'enjeu est moins d'interpréter le transfert que de le laisser se déployer, alors la difficulté consiste surtout à en supporter le déploiement.

La possibilité d'un suivi « psychothérapique » dont on peut espérer qu'il produise certains effets tient, peut-être, mais pas uniquement, à l'acceptation de la résonance en soi de ce qui est en souffrance en l'autre. Les productions verbales ont varié entre un « dire qui résonne » et qui « joue plutôt sur la tessiture de la pulsion invocante que sur le registre de la parole symbolisante » (Sous, 2014, p. 125). Cette « jouissance de la langue », de cette « langue qu'on tète » et qui résonne, a alterné avec l'émergence d'une possible équivocité de certains signifiants, qui, articulés les uns aux autres, ont pu s'inscrire dans l'ordre symbolique. Ce parcours, du « son au sens » et retour, aura été très ludique pour Mathieu. Ces multiples formations langagières posent la question, si ce n'est le problème, d'une théorie du langage qui considérerait à la fois la « chora sémiotique » et la « signifiance » (Kristeva, 1977).

Il est plus difficile de rendre compte de la manière dont les différentes productions se sont élaborées. Pourtant, cette élaboration est sans doute plus importante encore que les « produits finis ». Ce sont les hésitations et les tâtonnements, les bifurcations et les retournements, qui présentent un intérêt. Cela permet d'accéder au jeu éventuel des forces et des tensions, aux fulgurances, aux stagnations, à tout ce qui « travaille » de manière insue.

Cette *clinique sous transfert* est *orientée par le réel*, ce qui la différencie d'autres approches. Broustra (1996, 2011) met en jeu ce réel de manière très spécifique dans le cadre des ateliers d'expression. La polytopie inter-langagière, rendue possible par la multiplicité des praticables au sein d'un même atelier, fait apparaître des écarts inter-langagiers. Ce qui peut être symbolisé d'une certaine manière dans une modalité langagière ne peut être symbolisé de manière identique dans une autre modalité langagière. Il y a de l'écart, de la perte, de l'impossible. Chaque modalité langagière contient ses potentialités, mais aussi ses limites. Pour Broustra, la partition langagière est faite de « lignes mouvantes qui se meuvent de manière conquérante et admettent des écarts ». Les déplacements d'une modalité langagière à une autre amènent un lot de satisfactions, mais aussi de désillusions. C'est dans ce mouvement que les écarts génèrent ce que Broustra appelle la « dépressivité structurante », notion à différencier de la dépression, en ce qu'elle vient désigner ce que le sujet éprouve lorsque la perte entre les différents plans de langage se fait sentir. Le réel en jeu relève aussi et surtout d'un impensable, d'un impossible à symboliser, d'un impossible à dire qui relance sans cesse « un impossible dans le rapport du sujet à lui-même » (Vinot et Vivès, 2014). Le réel comme nous l'indique Lacan, ça fait un « trou dans l'affaire », on ne l'atteint pas, il est inaccessible. Dès lors, il ne s'agit pas de construire une connaissance nouvelle, un autre sens ou une autre compréhension, mais bien plutôt de produire un *sinthome* (Lacan, 1975-1976), soit l'invention d'un autre nouage (Lacan, 1974-1975), la création donc de quelque chose d'autre, quelque chose de nouveau.

Références bibliographiques

Broustra J., *L'expression. Psychothérapie et création*, Paris, ESF, 1996.

Broustra J., *Abécédaire de l'expression, Psychiatrie et activité créatrice : l'atelier intérieur*, Toulouse, Érès, 2011.

Deleuze G. Guattari F., *Mille plateaux*, Paris, Les éditions de Minuit, 1980.

Foucault M., *Surveiller et punir. Naissance de la prison*, Paris, Gallimard, 1975.

Heidegger M., « Bâtir habiter penser », dans *Essais et conférences,* Paris, Gallimard, 1980.

Himes M., « Un verbal à la seconde puissance. Une rencontre entre Lacan et la thérapie des arts d'expression », dans Vinot F. Vives J.-M., *Les médiations thérapeutiques par l'art. Le Réel en jeu*, Toulouse, Érès, 2014, p. 95-126.

Kristeva J., *Polylogue*, Paris, Seuil, 1977.

Lacan, J (1974-1975), *Le Séminaire, Livre XXII, R.S.I., inédit*

Lacan, J. (1975-1976), *Le Séminaire, Livre XXXIII, Le sinthome,*

Paris, Seuil, 2005.

Maldiney H., *Regard, parole, espace,* Lausanne, L'Âge d'Homme, 1973.

Morel Cinq-Mars J., *Psy de banlieue,* Toulouse, Érès, 2010.

Salignon B., *Qu'est-ce qu'habiter,* Paris, éditions de la Villette, 2010.

Sous J.-L., *L'équivoque interprétative. Six moments de Freud à Lacan,* Lormont, Le Bord de l'eau, 2014.

Vinot F. Vivès J.-M., *Les médiations thérapeutiques par l'art. Le Réel en jeu,* Toulouse, Érès, 2014.

Winnicott D. W., *Jeu et réalité,* Paris, Gallimard, 1988.

Fenêtre(s) sur transfert(s) : je, tu, il nous, vous, ils transfèrent au quotidien. Conjugaisons et complexités

Jean Christophe Contini[1]

« Le sujet supposé savoir est pour nous le pivot d'où s'articule tout ce qu'il en est du transfert[2] ».

Peut-on parler de transfert dans les pratiques éducatives et sociales ?

« *Le plus souvent, on cherche le bonheur comme on cherche ses lunettes, quand on les a sur le nez* » : cette maxime (attribuée par certains à André Maurois) illustre pleinement ce qu'il en est de la question du transfert et de sa présence au

[1] Docteur en lettres (travail social et littérature française), auteur, a publié plusieurs ouvrages : *L'identité indicible. Le « savoir-faire » en éducation spécialisée*, Bâle, Schwabe, 2019 ; *Éducation spécialisée : l'écriture de l'agir. La fabrication du quotidien*, Paris, L'Harmattan, 2020.
Auteur de plusieurs articles (https://www.cairn.info/publications-de-Jean-Christophe-Contini--718841.htm) et chapitres d'ouvrages : « Dans les voiles de l'éducation spécialisée : écritures et cris de la limite », dans S. Fournier et J. Rouzel (dir.) *L'Éducation spécialisée : enjeux éthiques, politiques, cliniques*, Paris, L'Harmattan, 2020 ; « Déterminé pour ne pas l'être : peut-on parler d'un agir discrétionnaire, entre éducation spécialisée et travail social ? », dans M.-H. Soulet (Éd.), *Pouvoir discrétionnaire pratique réflexive. La position paradoxale des « faiseurs » d'action* publique ; « Vertige des passions et clinique de la limite : la pratique de la prudence en éducation spécialisée », dans M. Kuehni (Éd.), *Le Travail social sous l'œil de la prudence*, Bâle, Schwabe, 2020.

[2] Jacques Lacan, *Autres écrits* (2001, p. 248)

cœur des pratiques éducatives et sociales, à savoir que le transfert est « sur la place publique », bien que les professionnels de l'humain semblent la plupart du temps l'ignorer, ou ignorer sa force et ses pièges, comme l'écrit Mireille Cifali (1994), puisqu'ils « baignent naturellement dans des histoires d'amour » ; « s'épuisent dans des malentendus et des haines » ; « provoquent l'amour parce qu'ils le croient bénéfique » ; « n'hésitent pas à recourir à la rupture lorsque l'attachement est trop lourd à porter » ; « ne supportent guère la moindre trace de négativité ou de révolte ». Le travail social : « c'est transfert à tous les étages ! », à l'instar du « gaz à tous les étages », que l'on pouvait lire jadis sur les plaques de certains immeubles, nous dit Joseph Rouzel (2014 préambule à la 2e édition p. IX-X).

Ceci introduit d'emblée le paradoxe qui caractérise la question du transfert, terme que Lacan définit à Louvain en 1972 comme étant « purement et simplement : l'amour » ; lorsqu'il évoque le « partenaire » et le sujet supposé savoir que constitue le psychanalyste pour l'analysant[3]. Cette définition est ici importante, car l'usage du terme d'amour diffère sensiblement de celui que l'on repère dans le vocabulaire et les discours des pratiques éducatives et sociales contemporaines, qui mettent plutôt en exergue des termes tels ceux de bienveillance, bientraitance, bienfaisance, d'amour de l'autre, d'empathie, de soin (*care*), de pouvoir d'agir (*empowerment*), de résilience, non sans susciter d'ailleurs quelque débat à ce propos (Bacqué et Biewener 2013, Svandra 2015, Soulet 2022).

Alors que dire de la question du transfert et de sa phénoménologie dans les pratiques éducatives et sociales ? Je pense qu'il faut ici – et peut-être constamment – remettre la

[3] Lacan J., Conférence de Louvain, 1972.

question sur le métier et convoquer ce que Lacan disait dans cette même conférence sur les psychanalystes, propos que l'on pourrait tout à fait transposer à propos des professionnels des métiers de l'humain, en disant que ceux-ci en savent un bout, mais qu'« exactement comme pour l'inconscient dont c'est la véritable définition, ils ne savent pas qu'ils le savent ».

Encore faut-il préciser que la phénoménologie du transfert dans le cadre des pratiques sociales diffère du maniement du transfert dans le dispositif analytique, bien qu'elle relève dans les deux cas de l'inconscient. Ce n'est pourtant qu'à partir de la clinique et de la théorie analytique qu'il est possible de saisir le transfert comme concept malgré le « non-théorisable » qu'il constitue, pour tenter d'en dire quelque chose dans le champ des pratiques sociales, en considérant la présence de l'amour et de la haine dans la relation éducative, tout comme celle de la négation dont Freud a dessiné les contours en 1925 (Freud 1987), c'est-à-dire en tenant compte avec attention des dimensions relationnelles et affectives des métiers de l'humain mises en relief par Mireille Cifali : « le transfert des hommes n'est nullement univoque, il présente des motions hostiles à côté des motions tendres (1994, p. 164) ».

Ajoutons comme le précise Lacan qu'il s'agit « d'un amour qui s'adresse au savoir » (le sujet supposé savoir), une émergence remarquablement positive de la relation thérapeutique dans le cadre de laquelle l'image idéale du patient se reporte sur le psychanalyste, un mirage nous dit Mireille Cifali (*Ibid.*[4]), qui souligne que dès lors qu'il existe une disparité dans les positions respectives des partenaires, le tour est

[4] « Chacun est séduit par son idéal retourné. Un mirage où on serait pris d'autant plus qu'un autre ne se manifestant pas dans la réalité devient une surface idéale de projection. Cette situation où un autre est en position de supposé savoir, où il n'y a pas d'acte possible entre eux mais rien que des paroles, fournit les conditions pour l'émergence du transfert ».

presque joué : « toute relation professionnelle la connaissant ferait naître cette tension [...] le phénomène serait presque automatique (*Ibid.*, p. 165-166) ».

La capacité transférentielle de chacun est précieuse, mais le rend vulnérable, rappelle Mireille Cifali, celle-ci pouvant être utilisée à ses dépens, dès lors que celui qui est objet d'un transfert d'amour a un pouvoir exorbitant : « l'accrochage à un autre comme idéal du moi est processus normal, à la base d'un grandir ; il peut être aussi à l'origine d'une destruction (*Ibid.*, p. 168) ». Nous verrons plus loin, dans la partie consacrée au maniement du transfert, que c'est un point ici crucial et sensible dans le contexte du travail et de la relation éducative. Au regard de l'amour et de la haine (i.e. de la prise en compte de la négativité du transfert[5] – *Ibid.*, p. 169[6]), de la disparité de la position de l'éducateur dans la relation éducative ou du travailleur social dans la relation d'aide, il me semble que nous pouvons avec les éléments rassemblés dans cette introduction conclure en affirmant qu'il est effectivement pertinent de parler de transfert dans le cadre des pratiques éducatives et sociales.

Cette affirmation pourrait sembler banale et comme allant de soi, et c'est peut-être précisément pour cette raison que j'insiste sur ce point et en répète la formulation, puisque le transfert « allant de soi », justement, reste dans ce cadre en quelque sorte bien plus invisible et insaisissable que dans le cadre de la relation thérapeutique. Le transfert dans les pratiques sociales, c'est un peu en quelque sorte la lettre volée

---

[5] Cf. Jean-Bertrand Pontalis, « Ce transfert qu'on appelle négatif », dans *Perdre de vue* (1988).

[6] « La haine, comme l'amour, est inépuisable. Tout professionnel de l'humain devrait être capable d'en supporter l'épreuve. Tout dispositif, toute communauté qui n'accepte pas son émergence court le risque de se refermer sur elle-même et d'exiger de ceux qui la fréquentent une conformité de mauvais augure ».

que les policiers de la nouvelle de Poe recherchent la supposant cachée, alors qu'elle est en réalité « sous leur nez », un peu comme, disions-nous, ces lunettes que l'on recherche alors qu'on les a sur le nez. Dans le cadre des pratiques éducatives et sociales, il faut ainsi considérer la phénoménologie du transfert au ras de la clinique et préciser comme Paul-Laurent Assoun et Jean-Bertrand Pontalis (p. 62-63[7]) qu'il faut peut-être mieux parler de « transferts », au pluriel, et dire ainsi qu'il « pleut du transfert en quelque sorte » ; qu'il y a « des transferts » doit s'entendre comme « ce sont des (ces choses) qui arrivent ! » ; que cela « tire dans tous les coins ! » (Assoun 2007, p. 10).

Illustration clinique

Dans le cadre d'un service de protection de l'enfance : une mère demande de l'aide au regard de la situation de sa fille qui présente des « troubles obsessionnels compulsifs ». Ceux-ci mettent à mal la vie quotidienne de la famille, surtout celle des deux parents. La jeune fille se lave de manière compulsive, douche après douche, flacon de shampoing après flacon de shampoing, puisqu'un flacon ouvert ne peut être utilisé à nouveau une fois ouvert : il est « contaminé »

La fille sort, qui plus est, de la salle de bains, « dégoulinante », ce qui horrifie ses parents et surtout son père, qui dira d'elle le visage crispé – un peu comme la moue que remarque Freud sur le visage de « l'Homme aux rats » au moment où celui-ci évoque le supplice – qu'elle est un « porc ».

Depuis quelque temps, il a choisi d'aller dormir à la cave et a repris une activité professionnelle malgré qu'il soit jeune retraité. Ils ont tout essayé et semblent désespérés.

Je rencontre dans un premier temps la mère qui me raconte la situation et la détresse de la famille. Je lui demande de dire à la fille

[7] « Transferts d'abord, au pluriel. Ce pluriel mérite qu'on s'y arrête ».

et au père que je souhaite les rencontrer et lui suggère de les inviter à me contacter pour que nous puissions fixer un rendez-vous, séparément.

La mère me répond immédiatement et dit qu'elle est certaine qu'aucun des deux ne viendra ni ne me contactera. Pourtant, rapidement, la fille me contacte pour un rendez-vous, tout comme le père quelques jours plus tard...

Je n'irai pas plus loin dans le récit de cette situation dont la suite ne manque pas de saveur ni d'intérêt, mais souligne simplement le fait que la fille et le père sont venus me voir, alors que la mère n'envisageait pas que cela fut possible.

Il me semble dès lors qu'il faut ici parler de transfert au sens d'un potentiel « sujet supposé savoir » que, mère, père et fille se sont certainement dit rencontrer dans ce service de protection de l'enfance...

Théâtre des passions et des limites : le transfert et la répétition en scène

Évidemment, l'accroche transférentielle doit être considérée dans le contexte de la pratique professionnelle et de la vie quotidienne institutionnelle. Le transfert n'est, de ce fait, pas un artefact de la psychanalyse puisque comme l'indique Lacan : « chaque fois qu'un homme parle à un autre d'une façon authentique et pleine, il y a, au sens propre, transfert, symbolique – il se passe quelque chose qui change la nature des deux êtres en présence (Cifali, 1994, p. 170) ». Toutefois et si l'on peut « en méconnaître les effets quand il s'agit de qui passe par là, dans un instant de la vie privée, il n'en va probablement pas de même lorsqu'on pratique un métier de l'humain » ajoute Mireille Cifali (*Ibid.*), précisant que si le transfert est sur la place des pratiques sociales, il implique de fait une responsabilité dans la relation que les professionnels engagent envers autrui (*Ibid.*, p. 174[8]). D'autant plus au regard de la complexité de sa phénoménologie plurielle dont il s'agit de rendre compte ajouterais-je, cette complexité que François Tosquelles et Jean Oury ont théorisée à partir de la clinique de la psychothérapie institutionnelle grâce au concept de *constellation transférentielle* (Delion, 2022). Et c'est bien à partir de la dimension institutionnelle qu'il est possible d'approfondir la question du transfert dans les pratiques sociales, en examinant notamment de plus près la pratique et l'agir. J'ai jusqu'ici effectivement abordé la question du transfert de manière large en la considérant au regard de l'ensemble des pratiques éducatives et sociales – enseignement, éducation spécialisée, travail social, i.e. les métiers de l'humain en somme, qui englobent également les métiers du soin –, ainsi que de la psychanalyse qui a servi de point d'appui et nous a fourni le concept.

À partir d'une recherche réalisée au moyen du cahier de bord d'une équipe éducative œuvrant dans le champ de l'éducation spécialisée, je me pencherai plus attentivement sur la question de l'institution de dispositif. La raison en est simple : il s'agit maintenant de réfléchir par le détour et l'écart à la question du transfert qui émerge dans la cure psychanalytique et les transferts pluriels qui émergent dans la vie quotidienne de l'institution éducative spécialisée. C'est là me semble-t-il une voie d'accès à la question du maniement du transfert dès lors que l'on considère l'institution – tout comme la cure analytique – à l'aune du concept de dispositif (Agamben 2006). Peut-être sera-t-il, à partir de là, possible de mieux saisir les particularités de la phénoménologie trans-

[8] « Un accrochage peut advenir sans qu'on y soit pour quelque chose, argumente-t-on. Lorsqu'une relation s'installe de son côté, nous en sommes alors responsables, nous avons la responsabilité de la poursuivre jusqu'à ce qu'elle puisse se dénouer de l'intérieur ».

férentielle en éducation spécialisée. Il faut pour cela considérer que l'institution de la vie quotidienne consiste à « fabriquer » un quotidien qu'il faut qualifier d'*artificiel* (Contini, 2020*a*). L'institution éducative spécialisée peut alors être considérée à l'aune des concepts développés par le sociologue Erving Goffman comme un dispositif théâtral ou de « théâtralisation » (Legendre, 2001, p. 24-25[9])…

J'ai ailleurs montré (Contini, 2019) que le dispositif d'éducation spécialisée est inscrit dans un champ et ancré dans une identité professionnelle qui définissent un cadre d'exercice spécifique. Celui-ci permet de produire et d'instituer à proprement parler la scène du quotidien[10], ce que l'on peut qualifier de *praticable* nécessaire à l'exercice de l'agir. Sur la scène, les sujets accueillis jouent ainsi leur texte ordinaire et habituel, manifestant et exprimant de fait le rapport qu'ils entretiennent habituellement avec les normes de la vie quotidienne, tout en étant invités dans le même temps à répondre et s'adapter aux exigences et différences induites par le cadre particulier que constitue le dispositif éducatif spécialisé. Ce théâtre « invisible », cette « autre scène sociale » qu'est le quotidien artificiel, permet aux éducateurs spécialisés de produire et d'avoir un temps d'avance dans la rencontre avec les sujets accueillis, afin

---

[9] N'en va-t-il finalement pas de même dans le cadre de la cure analytique si l'on pense à toute la mise en scène qu'impliquent les entretiens préliminaires, ainsi que la disposition du matériel (divan, fauteuil, chaise, bureau) et le « jeu » de son agencement, sans parler du « jeu » du psychanalyste, qui devant le sujet en demande marque en quelque sorte le geste de placer bien en face de son fauteuil la chaise sur laquelle le futur analysant s'exprimera dans un premier temps ?

[10] « Nous touchons là au *pouvoir d'instituer la vie*, au fonds structural de l'agencement civilisateur, par l'établissement de cette scène portant l'édifice social, support des fictions qui nous autorisent à penser l'ordre normatif à compter d'une théâtralisation structurante. Et c'est autour de ce *point de négativité positivée* – la scène vide peuplée – que s'articule la rencontre du subjectif et du social ».

de mettre en œuvre les finalités éducatives souhaitées. Comme au jeu d'échecs, l'institution de ce théâtre quotidien doit ainsi permettre aux éducateurs spécialisés de « jouer avec les blancs ». Les sujets pris en charge par le dispositif ne sont ainsi convoqués à rien d'autre, dans un premier temps, qu'à (re) jouer leur propre rôle dans ce quotidien institutionnel artificiel, certes particulier, mais qui n'est pas sans présenter quelque familiarité avec tout quotidien ordinaire. On peut affirmer en ce sens qu'ils ont déjà quelque connaissance du texte qu'ils vont jouer, texte qu'il s'agit par contre pour les éducateurs, et dans un premier temps, de déchiffrer et d'apprendre à lire, dans le même temps qu'ils le tissent et contribuent à son écriture.

Le cadre théâtral de l'agir éducatif spécialisé qu'est l'institution comme dispositif favorise ainsi, par la ritualisation de la rencontre et des règles, l'émergence réactualisée dans (et par) l'écart des difficultés de socialisation des sujets pris en charge. Il opère, par la transmission de la limite en parole et en acte, une « rectification » sociale et subjective de leur rapport à la norme et au lien social. Théâtre souvent nourri par l'expression dramatique des passions (ce que l'on peut qualifier de *pathos* – Dufour, 2014, p. 168-169[11]), j'ai soutenu que la pratique de l'éducation spécialisée était fondamentalement une clinique de la limite et des limites, limites que Freud avait déjà circonscrites en 1930 dans *Malaise dans la civilisation* les trois principaux obstacles au bonheur : le monde, les autres, le corps. Dans son articulation au quotidien et sans parler de

[11] « Ce terme se traduit en latin par *passio* – "passion" en français, qui donne aussi "passi". Ainsi parlait-on de "la passion du Christ" ou des "passions de l'âme" (la colère, l'envie, la crainte, la pitié). S'il y a souffrance, c'est parce que, dans ces passions, le sujet reste *passif.* Il pâtit (verbe qui vient de *pathos*), il ne s'agit pas, c'est-à-dire qu'il n'est pas *agent* (c'est-à-dire sujet) mais *patient* (c'est-à-dire objet) – à noter que "patient" a la même racine que "pâtir" ».

Psychopathologie de la vie quotidienne, on peut admettre que l'institution du quotidien et les gestes de la vie quotidienne permettent effectivement de faire face aux épreuves de l'incertitude et du devenir qu'imposent les limites constitutives du monde et de l'existence – il faut apprendre à habiter le monde et se protéger de la nature et du vivant, de ses créatures et de ses éléments parfois hostiles ; apprendre à habiter et accepter son corps, ne pas trop le malmener et le soigner des multiples maladies, angoisses et maux susceptibles de l'assaillir ; apprendre à vivre avec les autres pour la survie de la communauté et la reproduction de l'espèce, tout en faisant face à la haine et la violence souvent présentes en son sein. À l'échelle sociologique de l'éducation spécialisée, la limite et le quotidien sont dès lors des concepts essentiels pour penser la pratique, puisque c'est précisément dans le rapport qu'ils entretiennent que les sujets accueillis sont généralement en difficulté, en déviance volontaire ou involontaire, en situation de vulnérabilité et en souffrance sociale. L'institution de la vie quotidienne devient dès lors un dispositif[12] favorisant l'expression des difficultés survenues dans le cadre des socialisations primaire et secondaire à travers lesquelles les sujets accueillis ont été individués psychiquement. Par la remise en jeu des « structures élémentaires du quotidien » qu'elle provoque, l'institution du quotidien se déploie ainsi comme un filet permettant, dans un premier temps, de faire émerger, d'identifier et de repérer les difficultés des sujets accueillis, d'engager ensuite, dans un deuxième temps, des actions visant à les saisir et à les résorber, ou tout au moins à les infléchir en direction d'une trajectoire inédite et mieux vivable pour le sujet et pour autrui. Et c'est ici qu'il faut

---

[12] Il y aurait beaucoup à dire concernant l'institution ; on renvoie ici aux ouvrages, entre autres, de Sorrentino et Ansermet (2007), Lebrun (2008), Cabassut (2017).

revenir aux dimensions de la rencontre et la relation, centrales dans les métiers de l'humain (elles vont tellement de soi qu'on a généralement tendance à ne pas les considérer en profondeur). Elles sont vectrices d'affects et de passions intenses, tels l'amour ou la haine déjà évoqués sous l'angle du transfert, susceptibles de se manifester – consciemment ou inconsciemment – dans le cours de la vie quotidienne. En faisant face et en répondant à l'expression infime ou spectaculaire du *pathos* exprimé, il me semble donc pouvoir reprendre la question du transfert à partir de la scène éducative et institutionnelle, notamment en l'examinant maintenant parallèlement à la scène analytique à l'aune regard du concept de répétition.

Dans *La Force d'attraction* et en référence au texte de Freud « Remémoration, répétition, perlaboration » (2007), Jean-Bertrand Pontalis – tout comme Paul-Laurent Assoun dans la publication qu'il a consacrée au transfert (p. 11-12) – rappelle que les patients dans la cure répètent, répètent inlassablement au lieu de remémorer et d'élaborer, soulignant qu'au lieu de symboliser « [...] ils *agissent* [...], car la répétition, même si elle emprunte la voie des mots, est un "agir" (p. 68-70) : "agir ses passion". Le transfert est un "agir", le transfert est une passion, non un "dire" (ou alors un "dire" qui est "faire"), et c'est ce qui rend si difficile, aussi bien pour le patient que pour l'analyste, d'en parler (p. 72-74) ».

Pour Pontalis, et au-delà de la flamme, du feu et des brûlures des passions qui en illustrent la matérialité explosive, la « vraie » répétition est « ce qui échappe à la représentation, à la scène représentée et figurée, et à la série de "répétitions" qui, la précédant, l'ont permise » ; ce qui se répète dans le transfert, nous dit Pontalis : « s'agit dans la passion, n'avait donc pas eu lieu, n'avait pas trouvé son lieu psychique. On répète sans texte. "Ce soir on improvise" (p. 78) ». Comment, dès lors, se demande Joseph Rouzel, mettre au travail ce qui

« travaille le travailleur social » pour mener à bien la mission qui lui est confiée dans la rencontre de sujet ? Que faire avec cette charge émotionnelle, affective et sensible, cet « accrochage affectif et affecté » qui travaille au corps les professionnels (Rouzel, 2005, p. 132-133) ? Dans *La Technique psychanalytique*, Freud affirme par ailleurs qu'il « n'est pas exact que le transfert survienne pendant la psychanalyse de façon plus intense et débridée qu'en dehors de celle-ci. Il observe à cet effet « dans les établissements où des nerveux sont traités non analytiquement les intensités les plus élevées et les formes les plus indignes d'un transfert allant jusqu'à la sujétion, ainsi qu'une coloration érotique sans la moindre équivoque de celui-ci (Freud, 2007, p. 61-62) ». J'essaierai dans la partie suivante consacrée au maniement du transfert ce qu'il peut en être dans les pratiques éducatives, en soulignant que la question du surgissement du transfert dans les pratiques sociales s'apparente effectivement à des effets de surprise et d'improvisation, à une phénoménologie de l'incertitude et de l'inattendu, ou encore de l'imprévisible qu'il s'agit pourtant de prévoir, en étant près et disposé à ce que le regretté philosophe Bernard Stiegler nommait *L'attente de l'inattendu* (2005).

Illustration clinique

Dans un centre éducatif fermé, dans lequel la plupart des séjours sont relativement courts, je me souviens de la rencontre d'un jeune homme diagnostiqué « haut potentiel », qui avait été placé quelque temps pour observation, mais qui était plutôt avenant, joyeux et sympathique, bien qu'on pût sentir chez lui les vives écorchures que sa grande sensibilité laissait entrevoir. Évidemment, dans les activités de groupes et les moments de loisir, il se sentait fort d'exprimer une attitude de supériorité vis-à-vis des autres, particulièrement lorsqu'il était question de ses capacités intellectuelles et facultés de compréhension. Ayant été à plusieurs reprises victorieux de ses compagnons et certainement de quelques éducateurs et éducatrices au jeu d'échecs, c'est logiquement qu'il me défia un jour pour une partie, convaincu bien sûr qu'il en serait le brillant vainqueur… Il tomba mal – ou plutôt bien, c'est selon, car je pratiquais à l'époque ce jeu presque quotidiennement. Et je fus implacable dans le déroulement du jeu, tout en commentant pédagogiquement les erreurs de mon adversaire. Après la partie et dans l'après-coup d'une défaite reconnue de bon cœur, le jeune homme devint de plus en plus tendu et me réclama une cigarette à laquelle il n'avait en principe pas droit. Comme au jeu et malgré son insistance, je fus implacable ; jusqu'au moment où je sentis qu'il était proche de l'explosion, devenant de plus en plus agressif à mon égard tout autant qu'envers ses camarades. Je m'arrangeai alors pour qu'un collègue reste auprès du groupe et pris ce jeune homme à part, lui proposant une cigarette et un moment de discussion en tête-à-tête qui l'apaisa, après qu'il eut au début pleuré quelques instants (quelque surgissement en écho de ses échecs ?)… Je ne saurais dire ce qu'il s'est véritablement passé, mais je crois qu'il faut ici parler d'une accroche transférentielle, aussi anodine soit-elle…

Saisir et manier le transfert : clinique de l'occasion et de l'anodin

En éducation spécialisée, l'institution artificielle du quotidien implique une organisation préalable fort complexe : un cadre légal, des financements, un bâtiment, une architecture, bref, une institution…, ainsi que l'usage et la mise en œuvre de multiples gestes et outils techniques permettant d'organiser et de réguler une vie quotidienne jalonnée d'imprévus : une équipe de professionnels formés, dont il faut organiser les présences, une direction, des procédures permettant d'anticiper et de garantir la sécurité et l'intégrité du personnel et des personnes accueillies, des formulaires permettant une traçabilité relative au matériel ou au trousseau personnel des sujets accompagnés, des règles de vie et de maison indiquant et régulant les modalités du vivre-ensemble, un agenda permettant d'organiser les journées, un cahier de bord permettant de transmettre les informations aux collègues qui reprennent le quart, etc. On pourrait par ailleurs nommer ce pan de l'activité d'*agir organisationnel*, un agir nécessaire dont l'édification soutient l'acte éducatif à proprement parler, que j'ai situé dans le cadre d'un agir que je qualifier cette fois-ci de relationnel.

Si l'agir organisationnel constitue le socle du quotidien, l'*agir relationnel* évoque quant à lui la manière et la façon particulière qu'ont les éducateurs spécialisés de s'y déplacer, de s'y mouvoir, d'y agir. Ce mode d'action et de déplacement dans le quotidien institutionnel correspond pour cette raison pleinement au type d'action que constitue le concept grec de la *mètis*, dès lors qu'il s'agit effectivement d'une ruse qui use de la semblance et du saisissement de l'occasion, et non de la force comme le rappelle Michel de Certeau dans *L'Invention du quotidien* (1990). Ce travail au quotidien ne peut ainsi se réaliser que par une forme d'intelligence et de pensée qui implique, comme l'ont démontré Marcel Détienne et Jean-Pierre Vernant, « un ensemble complexe, mais très cohérent d'attitudes mentales, de comportements intellectuels qui combinent le flair, la sagacité, la prévision, la souplesse d'esprit, la feinte, la débrouillardise, l'attention vigilante, le sens de l'opportunité, des habiletés diverses, une expérience longuement acquise » et qui s'applique à des réalités « fugaces, mouvantes, déconcertantes et ambiguës, qui ne se prêtent ni à la mesure précise, ni au calcul exact, ni au raisonnement rigoureux (1974, p. 10) ».

L'agir dans les métiers de l'humain est ainsi fondamentalement de nature éthique (*praxis* et *phronèsis*), puisque l'« objet » du travail consiste à « produire de l'humain » et non des objets manufacturés par une quelconque instrumentalisation technique, dans un quotidien qui se doit d'offrir et de garantir, y compris dans sa dimension relationnelle, tous les gestes relatifs à l'institution de la fonction sanitaire – garantie des soins d'hygiène et d'alimentation, de la sécurité et de l'intégrité psychique et physique des sujets –, qui constitue la scène sur laquelle se déploie dans un deuxième temps la fonction éducative à proprement parler. L'institution de la limite et des limites se traduit dès lors l'institution d'un théâtre du quotidien comme cadre de l'expérience, un praticable accueillant l'expression des difficultés qu'entretiennent les sujets accueillis dans leur rapport au quotidien. Il s'agit au fond d'un texte que les éducateurs devront apprendre à lire dans un premier temps, dans le cadre des interactions avec les sujets accompagnés et de la co-construction de la réalité professionnelle quotidienne qui en découle. Ce texte n'est autre que celui du transfert et de son maniement, bien qu'il reste à écrire, puisqu'à se référer à ce qu'en précise Pontalis à propos du transfert, le surgissement de l'événement, de la « vraie » répétition que fait advenir le transfert « est ce qui échappe à la représentation[13].

Dès lors nous voilà placés à nouveau et presque à chaque occurrence devant une question que Paul-Laurent Assoun a su formuler simplement à propos de la cure analytique : « que faire *du transfert* ? que faire *avec* le transfert[14] ? » ; question à laquelle il propose une réponse : le manier, au « bon » et au juste moment précise-t-il (p. 68). Il rappelle que le transfert frappe à l'improviste (un improviste chronique ajoute-t-il) et qu'il s'agit dès lors d'improviser « séance tenante », du fait que le transfert est achronique et rompt la continuité temporelle.

---

[13] *Loc. cit.*

[14] « *Die Handhabung der Übertragung* : le terme « maniement » doit être pris au sens propre, au-delà de sa connotation fonctionnelle. *Handhaben*, c'est littéralement avoir en main ».

Pour Assoun, le maniement du transfert demeure dès lors le plus difficile comme le plus important des gestes de la technique analytique (*Ibid.*)[15]. Dès lors et de la même manière, il nous faut considérer que la pratique éducative doit être définie comme une clinique de l'anodin (Mathieu 2008) et de l'occasion, une praxis relevant comme l'a proposé Jean-François Gomez (2019) qui relève du *trobar clus*, mais également sur un autre plan du bricolage, tel que Claude Lévi-Strauss le définit dans « La science du concret » (1962). Dans la pratique parfois indicible et inénarrable de l'éducation spécialisée (Contini, 2019) et comme le souligne Assoun, le maniement du transfert « s'apprend » donc avec le « métier » lui-même (Assoun, p. 74).

Bien évidemment, « avoir en main », comme il le rappelle, est autre chose que « maîtriser » : « La vertu requise ici est "l'adresse" (*Geschicklichkeit*) au sens le plus fort. C'est l'art de trouver ce qui est "approprié" (*geschikt*) au moment. L'adage terencien *Hic rhodus, hic saltus* – "c'est ici qu'est Rhodes, c'est ici qu'il faut sauter" – mérite de figurer au fronton, renouvelé par le "lion ne fait qu'un bond" (*Ibid.*, p. 74-75) ». Dans le cadre de la pratique éducative spécialisée et comme le montre Joseph Rouzel, c'est, différemment de la pratique de la cure, dans l'espace des médiations que l'éducateur va travailler la dimension transférentielle :

---

[15] « C'est qu'il n'y en a pas de "mode d'emploi" et qu'il faut faire son deuil d'un manuel. Il faut se contenter des fragments précieux qui émaillent les écrits dits techniques et qui tournent autour de la question : comment assurer la gestion de l'ingérable et de l'"in-manipulable" ? Là commence la question du "maniement". Sachant qu'ici, "l'erreur de conduite" vaut comme *faute* – sans que le "conducteur" puisse se régler sur quelque "code de la route"... Façon de dire qu'il ne peut s'autoriser que de lui-même. L'analyste ne reste pas pour autant indéfiniment le "psychologue surpris" (Reik) : il fait de l'événement surprenant une pratique, voire une "politique". »

« Avec les uns, l'éducateur fait de la poterie, il en accompagne d'autres dans la recherche d'un emploi, d'une formation, d'un hébergement ; ou bien avec des personnes très atteintes, comme certains grabataires, il construit une ambiance quotidienne vivante et source d'échanges. [...] Le transfert, je n'irai pas par quatre chemins pour le définir, nous l'avons vu, c'est de l'amour – et parfois de la haine. Cette charge d'amour (ou de haine) emporte son poids d'illusion puisqu'on aime toujours chez l'autre ce dont on croit manquer, c'est-à-dire précisément ce dont on a été castré, l'objet perdu. On n'a à faire qu'à des ersatz de l'objet du désir, nous dit Freud, ajoutant avec un grain d'humour, que ces ersatz valent bien l'original... qui de toute façon n'existe pas (Rouzel, 2005 150) ».

L'épreuve de *mano a mano* avec le transfert du (de la) patient(e), c'est ledit « amour de transfert », nous dit Assoun à propos de la cure (p. 74) ; « restaurer la parole de chaque sujet, transmettre les limites et accompagner à faire des choix : ces trois objectifs dessinent la ligne d'horizon de tout éducateur », nous dit Rouzel (2005, p. 148) ; « chaque fois qu'un homme parle à un autre d'une façon authentique et pleine, il y a, au sens propre, transfert, transfert symbolique » nous dit Lacan (1975, p. 127). Il me semble que ces trois citations font la synthèse de ce dont il est question en termes de transfert dans la pratique éducative et dans les pratiques sociales. Sans revenir dans le détail des analyses que propose Rouzel dans son livre *Le transfert dans la relation éducative*, notamment à propos de son maniement du transfert dans les médiations éducatives, on rappellera que dans le cadre des métiers de l'humain le transfert est le moteur de la rencontre humaine. Toutefois, comme Mireille Cifali, Joseph Rouzel insiste à ce propos sur le fait que l'éducateur n'entre pas dans la relation pour se satisfaire ou se faire plaisir :

« Il a une mission : aider la personne à s'approprier le plus possible son espace psychique, physique et social. Pour cela l'éducateur dispose de lieux de mise en scène de la relation, ce que j'appelle des médiations. Ce sont des lieux qui permettent ce mouvement de translation que je nomme "le transfert du transfert". La charge désirante engagée dans le transfert par la force de la pulsion, ne peut être anéantie, il faut donc en envisager un déplacement : de la personne de l'éducateur, de ce qu'il représente pour l'usager, vers des objets sociaux : travail, loisirs, création, etc. Mais attention, j'insiste sur un point, de ces mouvements de déplacements, l'éducateur pas plus que l'usager, n'en est le maître. Le maniement du transfert, autre expression employée par Freud, est à considérer comme la manœuvre sur un voilier. Si le marin a bien à maîtriser ses outils, les voiles et la marche du bateau, s'il doit disposer d'une solide connaissance des éléments, des courants, des fonds marins, il n'est en rien le maître du vent (Rouzel, 2005, p. 150) ».

Illustration clinique

Dans un service de protection de l'enfance, je reçois un policier et son épouse, suite au signalement du pédiatre de leur fille qui a constaté des marques de coups sur le bras de l'enfant. Le père admet s'être parfois énervé et avoir proféré des insultes (!?), tout comme avoir donné une tape sur le bras de sa fille, mais en aucun cas de manière violente et répétée, dit-il. Son épouse ne parle que peu et je comprends qu'il faut mettre un terme à cette première entrevue, tout en proposant de recevoir chacun des parents séparément dans les jours prochains. Je reçois donc la mère, qui me parle de la violence latente de son mari et de son inquiétude. Son mari s'est éloigné et a déménagé, mais il semble qu'il y ait eu une altercation alors qu'il venait chercher le reste de ses affaires, avec intervention de police. La mère raconte avoir fait une crise de tétanie et se trouve terrorisée. Après avoir rencontré et discuté avec les deux enfants de ce couple, puis réalisé une visite à domicile, je convoque ce père pour une rencontre en tête-à-tête. Ce dernier reste dans le déni de l'acte de violence commis sur sa fille, alors que le constat médical relate un épisode de violence avec des coups répétés. Le père admet tout de même s'être énervé à table avec sa fille et lui avoir donné une tape, expliquant la blessure de sa fille en disant que son bras était à ce moment-là sur le dossier de la chaise. Il reste pourtant dans le déni et sur la défensive, me racontant par ailleurs la difficulté de sa situation. Sa hiérarchie est au courant des événements et lui met de la pression. Il me raconte que c'est difficile, et j'apprends que dans le cadre de ses activités, c'est souvent lui qu'on envoie au charbon... L'entretien se poursuit et je continue de travailler ce policier au corps, par la parole et le regard. La tension monte et face à mon questionnement, le père s'exclame dans une montée de déni : « mais bon sang j'aime ma fille ! ». Comme un boxeur à l'affût d'une ouverture, je saisis l'occasion et décoche un uppercut : « vous avez une drôle de façon de le lui montrer ! ». Le père ne sait pas quoi dire, me regarde et se met à pleurer. C'est à partir de ce moment qu'une confiance s'établira entre nous et que le père cessera d'être dans le déni, malgré quelques « rechutes » passagères par la suite. « J'ai le sentiment de me retrouver seul une barque au milieu de l'océan » me confiera-t-il.

Espaces d'élaboration et techniques de soi

Comment travailler le transfert, la haine, l'amour, autrement dit les affects, ce qui affecte dans les métiers de l'humain ? J'ai tenté jusqu'ici de montrer que le transfert était sur la place publique et qu'il impliquait dans les pratiques sociales un maniement dans le cadre des médiations éducatives et du quotidien institutionnel. J'ai insisté sur le fait que celui-ci était repérable dans les phénomènes de haine et d'amour qui caractérise la clinique sociale dans laquelle le travailleur social ou l'éducateur est affecté par ce qui se joue en lui, dans la rencontre des sujets accompagnés qui lui supposent un savoir. Le sujet transfère ainsi sur le professionnel un certain nombre de mots, de projections, de désirs, de motions, d'émotions, d'affects, qui se ramènent tous à une supposition : « l'usager suppose au travailleur social un savoir, un pouvoir sur ce qui lui arrive, voire la possession d'un objet qui pourrait gommer sa souffrance. Il l'attribue au manque de cet objet. Dans le mouvement du transfert qui scelle toute rencontre humaine, l'usager accorde au travailleur social une toute-puissance sur sa personne (Rouzel, 2005, p. 131) ». Mais attention, nous dit Rouzel, à propos de ce pouvoir que lui prête le sujet avec qui il noue une relation. Il ne faut pas que l'éducateur « casse » trop rapidement ce pouvoir que lui attribue le sujet avec qui il noue une relation :

> « Ce pouvoir, bien illusoire au fond, que Lacan nomme "le Sujet Supposé Savoir" (SSS), il lui faut plutôt le mettre au travail. D'abord pour lui-même : toute institution doit se doter d'outils d'élaboration comme les réunions de synthèse, les séances de supervision ou d'instance clinique, des journées de réflexion, des publications, des prises de parole dans l'institution ou à l'extérieur où l'éducateur, dans l'écriture et la parole, va donner forme à ce qui se joue et se noue pour lui dans la relation éducative. […] Il faut donc que l'éducateur fasse régulièrement le ménage en lui-même et dans sa relation aux autres. L'amour (ou la haine) qu'il reçoit, il ne peut en profiter. Il doit répondre au travail de l'amour par l'amour du travail. Et dieu sait si ça nous travaille d'être aimés, et parfois haïs ! L'instance clinique constitue cet espace de "décrassage" du narcissisme. L'important dans ce travail d'élaboration n'étant pas de comprendre, ce que l'on a tendance à faire trop vite, mais de libérer l'espace psychique, de laisser aller les associations de représentations, pour s'ouvrir à la nouveauté, l'inconnu, l'inouï, qu'apporte autrui dans la rencontre éducative (Rouzel, 2005, p. 151) ».

Si le maniement du transfert consiste en une clinique et un art de l'occasion, de l'imprévu et implique une capacité d'improvisation et d'agir « sur le moment », il faut absolument insister à propos de la pratique éducative spécialisée sur le fait que ce que j'ai qualifié ailleurs de génétique de l'agir (Contini, 2021) se produit en dehors de ce que l'on pourrait qualifier de représentation ou de scène en référence à la métaphore théâtrale.

Pour prendre l'exemple de la pratique professionnelle du football et si l'« acte footballistique » (celui d'excellence étant fondamentalement le but, mais il faut intégrer la somme des gestes qui caractérisent la pratique – la passe, le geste de défense, l'arrêt du gardien, le dribble, la capacité de placement, être au bon endroit au bon moment, etc.) se réalise indiscutablement lors du match officiel (championnat ou tournoi), il faut tenir compte du fait que cette mise en acte n'est rendue possible que du fait d'une génétique qui la précède. Ainsi, comme pour que l'acte éducatif puisse avoir lieu pour l'éducateur, il faut au footballeur un terrain, un stade, une équipe, un entraîneur, des entraînements presque quotidiens (voire plusieurs entraînements par jour), un suivi médical, physique, ostéopathique, etc.

Il en va de même pour la pratique de l'éducation spécialisée qui met en œuvre et use, en dehors des médiations et des temps de l'accompagnement, non seulement de nombreuses techniques que j'ai nommées « techniques de soi » et autres outils techniques, mais également de multiples espaces de formation, de régulation, de réflexion, de supervision (Rouzel, 2007) et d'élaboration de la pratique. J'ai à ce propos évoqué la pratique spécifique de la « prudence » qui est de mise (Contini, 2020*b*) et qui se caractérise par un redoublement éthique de la réflexivité mis en œuvre dans les espaces de supervision et d'instance clinique. Si Freud a défini les traits caractérisant le transfert et son maniement dans la technique analytique (2007, p. 138-141, notamment), qu'en est-il du transfert dans le cadre de la pratique éducative et de la formation des professionnels ?

Si c'est par sa psychanalyse personnelle que le psychanalyste garantit que les passages à l'acte de son inconscient ne se réalisent pas en pleine méconnaissance, nous dit Mireille Cifali, il y aurait ainsi « la nécessité de faire une psychanalyse pour qui est, professionnellement, proche psychiquement d'êtres humains (1994, p. 175) », tout du moins d'en ouvrir la possibilité comme le suggère Freud dans sa préface à August Aichhorn (2005). Quoi qu'il en soit, il s'agit tout au moins pour le professionnel du travail social de mettre au travail les sentiments comme matériaux de repérage (Cifali, 1994, p. 177), d'autant plus qu'il s'agit de sentiments négatifs dont l'absence constitue bien souvent un idéal que les métiers de l'humain traînent derrière eux, alors qu'ils font pourtant partie de l'économie affective des professionnels (*Ibid.*, p. 178[16]).

Être professionnel implique de n'être pas dupe des passions qui nous traversent et exige un travail de régulation favorisant la mise à distance et les garde-fous nécessaires. Cela n'ôte en rien l'authenticité d'un professionnel ou sa spontanéité nous dit Mireille Cifali à propos de la confiance faite à l'autre, « conséquence d'un travail, de construction d'un savoir, et bien sûr d'une humanité reconnue. La confiance n'est pas sans exigence ; l'attente confiante, nullement de l'attentisme, et l'authenticité est une longue ascèse (*Ibid.*, p. 168) ».

« Charité bien ordonnée commence par soi-même… »

Avant de terminer et alors que je réfléchissais au moyen d'évoquer celle-ci m'est revenue cette expression bien connue :

---

[16] « Ces sentiments on ne les avoue pas facilement. « Si on savait, je serais traité de mauvais professionnel. Je dois aimer les enfants, un point c'est tout. Tout autre sentiment est le signe de mon indignité ». Alors un enseignant clame son amour à tout vent, et il ne s'aperçoit pas de ses passages à l'acte : « Celui-là, je le poursuis, je le juge, je l'épingle ; il n'a aucune chance d'en réchapper ». Tout est prêt pour justifier nos actions par sa perversité. Rien ne nous concerne, il mérite ce qu'il récolte de nous. On ne sait pas quoi faire de ses sentiments, surtout s'ils sont négatifs ».

« charité bien ordonnée commence par soi-même ». En examinant de plus près son origine et réalisant quelques recherches, j'ai pris le temps de lire l'ouvrage d'Alberto Frigo qui constitue une étude approfondie de cette expression qui renvoie au thème augustinien de l'ordre de la charité (p. 21-23)[17]. On y découvre que cette expression recouvre en réalité un débat théologique peu connu qu'illustre une question qui peut être formulée de la sorte : « si Dieu "a ordonné en moi la charité", comment expliquer que cet ordre se fonde sur l'amour de soi, qui est, quant à lui, "la source de tout mal (Frigo, p. 18) ?" ».

Afin d'examiner les termes et le paradoxe de cette assertion chrétienne, Alberto Frigo examine plus attentivement la critique jadis émise par le cardinal Domenico Toschi, aujourd'hui oublié, mais qui était très célèbre dans l'Europe de la seconde moitié du XVIe siècle. À travers le titre de l'un de ses écrits, celui-ci formule la question qu'il souhaite examiner : *le proverbe « charité bien ordonnée commence par soi-même » s'accorde-t-il avec la Bible et quelle est sa signification exacte ?* Le cardinal cherche ainsi à évaluer le bien-fondé théologique de la thèse biblique et évangélique de la charité.

La question est claire pour le cardinal Toschi, il s'agit d'évaluer le bien-fondé théologique d'un adage qui semble évoquer tout spontanément la thèse biblique et évangélique de la charité, tout en réfléchissant attentivement à une gêne théorique « suscitée par l'association d'une vertu théologale et d'une maxime qui semble prôner l'égoïsme » : peut-on échap-

[17] « Cette *mise en ordre* de l'amour passe par la distinction de ses objets possibles et par la définition d'une hiérarchie qui les articule : « Nous avons donc quatre objets à aimer : le premier qui est au-dessus de nous – c'est-à-dire Dieu –, le second qui est nous-même, le troisième qui est à côté de nous – c'est-à-dire notre prochain –, et le quatrième qui est au-dessous de nous – c'est-à-dire notre propre corps et celui d'autrui ».

per à la conclusion sèchement formulée par le philosophe allemand Philippe Mélanchthon : « la véritable charité préfère la gloire de Dieu et le bien du prochain à sa propre gloire et son propre bien. Dès lors l'adage populaire : *la charité ordonnée commence par soi-même* est faux (*Ibid.*, p. 47) ».

Reprenant ces développements, Albert Frigo examine ensuite les « solutions » ultérieures qu'ont envisagées notamment Luther et Pascal, sans toutefois parvenir à résoudre le paradoxe que véhicule le dicton :

> « Comme on le voit, l'injonction christique prend une tournure paradoxale : affirmer qu'il faut aimer le prochain « comme soi-même » revient en effet à faire de l'amour de soi la « forme » et le « modèle » (*exemplar*) de l'amour des autres.
>
> Or, comment un penchant vicieux peut-il constituer le modèle d'un amour de charité, voire d'une *charitas bene ordinata* ? Peut-on fonder le (bon) amour d'autrui sur un (mauvais) amour de soi ? Tout en reprenant l'herméneutique audacieuse de Luther, Jean Calvin en pointe nettement la difficulté [...] Si l'amour de soi veut comme « règle et patron », c'est seulement en tant que susceptible d'être « transféré » hors de soi-même.
>
> Mais, justement, ce transfert n'a rien d'anodin, car le passage d'un objet à l'autre produit un changement radical de signe à propos de la nature de l'affection. Il est tout sauf évident en effet, qu'en « s'épandant ailleurs » « l'amour de nous-mêmes » perde sa « perversité naturelle ». [...]
>
> « C'est la préférence pour soi qu'il s'agit de convertir en préférence pour l'autre ». Luther est ainsi amené à formuler un paradoxe ultérieur, celui d'un croisement de préséances symétriques et opposées : le chrétien qui aime (et aime) d'un amour de charité doit « déplorer que la situation de son prochain ne soit pas meilleure que la sienne et souhaiter qu'elle soit meilleure, d'une joie non moindre que celle par laquelle il se réjouit que la sienne soit meilleure (*Ibid.*, p. 119) ».

En conclusion et sans aller plus avant dans ce paradoxe chrétien relatif au dicton, il me semble que la problématique que constitue l'amour et la vocation (Schlanger, 1997) dans les métiers de l'humain, autre paradoxe repérable dans les signifiants qui caractérisent généralement les « bonnes » pratiques en travail social, et autres tels la bienveillance, bientraitance, bienfaisance (Soulet, 2022), le « vouloir le bien d'autrui » et le « ne pas nuire à l'autre », prendre soin, aimer, etc., n'est pas sans refléter les conjugaisons paradoxales et complexes devant lesquelles nous convoque la pratique de l'éducation spécialisée tout comme dans les tentatives de modélisation théorique de ses coordonnées affectives et relationnelles.

En écho et en hommage aux réflexions importantes que nous a léguées Paul Fustier et que le titre de l'un de ses ouvrages illustre – *Le lien d'accompagnement : entre don de soi et contrat salarial* (2000), il me semble que la question du transfert et de son maniement dans les pratiques sociales est précisément l'un des points d'achoppements permettant d'éclairer et de mieux comprendre les dimensions relationnelles et affectives qui caractérisent la pratique des métiers de l'humain. J'ai tenté de monter ici qu'il existe (depuis longtemps) de nombreux travaux élaborés à partir de la clinique qui traitent de la question du transfert, alors que ce dernier n'est pourtant et paradoxalement que rarement véritablement pris en compte dans les pratiques concrètes du travail social.

Bien souvent, en effet, sans doute en raison de la dénégation qui caractérise elle-même l'inconscient, la prise en compte des affects et du transfert cède le pas aux considérations théoriques savantes et désincarnées, ou à d'autres hypothèses de compréhension et d'actions rationnelles. La question de l'inconscient n'est pas sérieusement prise en compte et considérée, alors que comme l'a pourtant précisément montré Lacan : « le transfert est la mise en acte de la réalité de l'inconscient (1973, p. 133) ». Je ne résiste pas ici à reformuler ce propos et proposerais de considérer pour bien faire entendre ce qu'il en est du transfert sans les pratiques sociales que « l'amour est la mise en acte de la réalité de l'inconscient ».

Voilà qui suscitera peut-être quelque perplexité, mais aussi, souhaitons-le, quelque curiosité et désir de mettre au travail cette énigme qui me semble s'inscrire pleinement dans une « anthropologie des passions » que le philosophe Martin Rueff bien mise en relief, *À coups redoublés*, dans les études approfondies (2018) qu'il a consacrées à Jean-Jacques Rousseau et à ce qu'il a dénommé de *Foudroyante pitié* (2018).

Terminons enfin en rappelant que « le travail éducatif est une discipline *sui generis*, qui ne doit pas être confondue avec l'approche psychanalytique ni remplacée par elle », précise Freud dans la préface à l'ouvrage d'August Aichhorn (2005) lorsqu'il évoque les trois métiers impossibles (gouverner, éduquer, soigner), tout en ayant précédemment précisé que « l'éducateur doit avoir une formation psychanalytique, car dans le cas contraire, l'objet de ses efforts, l'enfant, restera une énigme inaccessible. Cette formation s'acquiert au mieux lorsque l'éducateur lui-même se soumet à une analyse, lorsqu'il la vit « à même son corps ». Question(s) de transfert(s)…

Références bibliographiques

Aichhorn A., *Jeunes en souffrance : psychanalyse et éducation spécialisée*, 2e édition, Nîmes, Champ social, 2005.

Ansermet F. et Sorrentino M. G., *Malaise dans l'institution : le soignant et son désir*, Paris, Anthropos, 2007.

Assoun P.-L., *Le Transfert : leçons analytiques*, 2e édition. Paris, Anthropos, 2007.

Bacqué M.-H. et Biewener C., *L'empowerment, une pratique émancipatrice ?*, Paris, La Découverte, 2013, 2015.

Cabassut J., *Petite grammaire lacanienne du collectif institutionnel*, Nîmes, Champ social, 2009.

Cabassut J. *Bonjour l'institution*, Nîmes, Champ social, 2017.

Cifali M., « Transferts opportuns », in *Le lien éducatif : contre-jour psychanalytique*, Paris, PUF, 1994.

Cifali M. et André, A., *Écrire l'expérience. Vers la reconnaissance des pratiques professionnelles*, Paris, PUF, 2007.

Cifali M. et Giust-Desprairies, F. (dir.), *De la clinique : un engagement pour la formation et la recherche*, Bruxelles, De Boeck, 2006.

Contini J. C., *L'Identité indicible : le « savoir-faire » en éducation spécialisée*, Bâle, Schwabe, 2019.

Contini J. C., *Éducation spécialisée : l'écriture de l'agir. La fabrication du quotidien*, Paris, L'Harmattan, 2020*a*.

Contini J. C., « Vertige des passions et cliniques de la limite : la pratique de la prudence en éducation spécialisée », in Kuehni Morgane (dir.), *Le Travail social sous l'œil de la prudence*, Bâle, Schwabe, 2020*b*.

Contini J. C., « Dans les voiles du quotidien en éducation spécialisée : écritures et cris de la limite », in Fournier Sébastien et Rouzel Joseph (dir.), *L'Éducation spécialisée. Enjeux cliniques, politiques, éthiques*, Paris, L'Harmattan, 2020*c*.

Contini J. C., « L'écriture comme génétique et politique du quotidien : l'exemple du cahier de bord en éducation spécialisée », in *Connexions*, n° 114, Toulouse, Érès, 2021.

De Certeau M., *L'Invention du quotidien. Arts de faire I*, Paris, Gallimard, 1990.

Delion P., *La constellation transférentielle*, Toulouse, Érès, 2022.

Détienne M. et Vernant J.-P., *Les Ruses de l'intelligence : la mètis des Grecs*, Paris, Flammarion, 1974.

Freud S., [1925] « La négation », in *Résultats, idées, problèmes II*, Paris, PUF, 1987.

Freud S., *La Technique psychanalytique*, Paris, PUF, 2007.

Freud S., « Le transfert », leçon XXVII, in *Leçons d'introduction à la psychanalyse*, Paris, Quadrige PUF, 2010.

Frigo A., *Charité bien ordonnée : de saint Augustin à Goethe*, Paris, Cerf, 2021.

Fustier P., *Le Lien d'accompagnement : entre don de soi et contrat salarial*, Paris, Dunod, 2000.

Gomez J.-F., *Le « Gai savoir » des éducateurs. Éloges des transparents : chroniques et récits*, Paris, L'Harmattan, 2019.

Lacan J., *Les Quatre concepts fondamentaux de la psychanalyse : le Séminaire livre XI*, Paris, Seuil, 1973.

Lacan J., *Les écrits techniques de Freud : le Séminaire livre I*, Paris, Seuil, 1975.

Lacan J., *Autres écrits*, Paris, Seuil, 2001.

Lebrun J. -P., *Clinique de l'institution : ce que peut la psychanalyse pour la vie collective*, Toulouse, Érés, 2008.

Legendre P., *De la société comme texte : linéaments d'une anthropologie dogmatique*, Paris, Fayard, 2006.

Lévi-Strauss C., *La Pensée sauvage*, Paris, Plon, 1962.

Mathieu J.-L., *Regard clinique : pour une lecture de l'anodin*, Nîmes, Champ social, 2008.

Meyer M., *Le Philosophe et les passions*, Paris, PUF, 2007.

Ponnou S. et Niewiadomski C. (s/s la dir. de), *Pratiques d'orientation clinique en travail social*, Paris, L'Harmattan, 2020.

Pontalis J.-B., *La Force d'attraction : trois essais de psychanalyse*, Paris, Seuil, 1990.

Pontalis J.-B., *Perdre de vue*, Paris, Gallimard, coll. Connaissance de l'inconscient, 1988.

Rouzel J., *Le transfert dans la relation éducative : psychanalyse et travail social*, Paris, Dunod, 2002 ; 2e édition : 2014.

Rouzel J., « Le transfert et son maniement dans la pratique éducative », in *La Parole éducative*, Paris, Dunod, 2005.

Rouzel J., *La supervision d'équipe en travail social*, Paris, Dunod, 2007.

Rueff M., *À coups redoublés : anthropologie des passions et doctrine de l'expression chez Jean-Jacques Rousseau*, Paris, Mimésis, 2018.

Rueff M., *Foudroyante pitié : Aristote avec Rousseau, Bassani avec Céline et Ungaretti*, Paris, Mimésis, 2018.

Schlanger J., *La Vocation*, Paris, Seuil, 1997.

Soulet M.-H. (éd.), *Bienfaisance, bienveillance, bientraitance : les pratiques du Bien sous la loupe*, Bâle, Schwabe, 2022.

Stiegler B., *L'attente de l'inattendu*, Genève, HEAD, 2005.

Svandra P., (dir.) *Faut-il avoir peur de la bientraitance : retour sur une notion ambiguë*, Paris, Vuibert, 2015.

Transfert, quand tu nous tiens…

Jeannine Duval-Héraudet[1]

Trans-ferre… Par son étymologie, *porter à travers…* Que s'agit-il de porter ? D'où part ce qui va être porté ? Quelle en est la raison, la cause ? Quelle est cette cible qui va être traversée ? Quel est le moteur, l'énergie utilisée pour cette opération ? Pour aller vers où, vers quoi ?

Tout sujet en difficulté, lorsqu'il parvient à nouer un lien avec un professionnel de l'aide, du soin, de l'éducation, choisit celui-ci comme cible, comme adresse, et transfère, déplace sur lui ses questions, ses angoisses, ce qui l'encombre et le fait souffrir, le désignant comme celui qui sait qui il est et ce qu'il doit faire[2]. Il espère obtenir des réponses, un apaisement de sa souffrance, et un mieux-être. Nous savons qu'un transfert positif est nécessaire pour qu'un sujet investisse la relation et pour qu'il se mette au travail sur lui-même. Ce transfert est toutefois un piège si le professionnel lui laisse croire qu'il sait

[1] Superviseur, Formatrice au Rectorat de Grenoble, Superviseur et formatrice ASIE-PSYCHASOC (Association des Superviseurs Indépendants Européens – Institut européen Psychanalyse et travail Social), Membre de l'@psychanalyse, Docteur en sciences de l'Éducation, Titulaire d'un DU Analyse de la Pratique Professionnelle, Institut de Psychologie Lyon II, Membre du comité scientifique de la FNAREN (Fédération nationale des rééducateurs de l'Éducation nationale) Ouvrages : *L'analyse de la pratique, à quoi ça sert ?* Toulouse, Érès, 2015 ; *Analyse clinque de la pratique en milieu scolaire*, Paris, L'Harmattan, 2019 ; *Psychanalyse en extension : la supervision d'équipe*, Paris, L'Harmattan, 2025, à paraître.

[2] Lacan donne ainsi au professionnel le nom d'un « Sujet-supposé-savoir », en soulignant que tout transfert, c'est « de l'amour qui s'adresse au savoir ».

à sa place, ou s'il est trop intense et que ce même professionnel se laisse prendre dans ses filets. D'où la tâche importante qui revient à ce dernier pour s'en désengluer, afin de ne pas y enfermer l'autre, afin d'éviter des confusions et des dérapages. La supervision, nommée APP ou analyse de la pratique professionnelle par les différentes institutions dans lesquelles j'interviens en tant que superviseure, a comme premier objectif d'aider ce professionnel à repérer son propre transfert, à démêler ce qui se joue entre lui-même et celui qu'il accompagne, afin de pouvoir adopter, comme il est dit, « une juste distance » avec celui-ci. Il pourra ainsi envisager, avec l'aide des autres participants, des réponses pour aider celui qu'il accompagne à connaître quel est son désir, puis à le transférer vers des objets qui lui permettront de se construire ou de se reconstruire, de vivre sans trop d'angoisse, de nouer des relations sociales, et de développer ses capacités.

Lors des récits partagés en supervision, les exemples sont nombreux de professionnels envahis par l'autre ou au contraire crispés et en position défensive face au comportement de celui-ci. Il existe aussi des *trans-ferts* qui ne traversent pas leur cible, mais qui l'envahissent, la submergent, pèsent de tout leur poids, et en stagnant, bloquent la relation. Le professionnel se retrouve alors empêché d'exercer ses fonctions éducatives, psychothérapeutiques ou sociales, bloqué dans sa pensée et ses capacités créatives. Le dispositif de la supervision peut-il l'aider à repérer, à reconnaître, et si possible à manier son propre transfert ? Que devient alors le transfert du sujet accompagné ?

J'ai longtemps hésité quant au choix de situations cliniques qui pourraient illustrer ce qu'il en est du transfert du transfert, par le prisme de ma pratique de superviseure. Une première situation, laquelle s'est déroulée sur trois séances, m'a paru pouvoir aborder différents aspects du transfert, y compris, un

« transfert à tous les étages », comme l'énonce Joseph Rouzel dans l'argument de cet ouvrage. Toutefois, comme lors de la préparation d'un chantier, si les matériaux nécessaires étaient quasiment tous présents, il restait encore beaucoup à faire. D'autres exemples cliniques me permettront de reprendre un certain nombre de dimensions de ces différentes opérations de maniement du transfert, sans prétendre être exhaustive.

« Transfert à tous les étages » et amorce d'un dénouage »

16 décembre

Un Foyer d'hébergement pour jeunes mineurs. Lors d'une séance de supervision, Rachida[3] évoque les difficultés rencontrées par elle-même et ses collègues éducateurs pour accompagner une jeune fille, Zohra, accueillie par leur service depuis dix mois. Zohra a investi une collègue, Caroline, absente ce jour-là, d'un transfert que la narratrice décrit comme exclusif, fusionnel. La jeune fille aurait répété en boucle : « il n'y a que Caroline qui peut me sauver ». Rachida avance que cette collègue ne parviendrait plus à poser des limites, ni à cette jeune fille ni à elle-même, se laissant envahir en dehors des heures de travail, malgré les mises en garde répétées qui lui ont été formulées.

En entendant les premières paroles de ce récit, j'hésite à la laisser poursuivre. À part moi, je m'interroge sur la part de rivalité plus ou moins inconsciente, sous la forme d'un complexe fraternel mis en jeu dans des transferts latéraux entre les professionnels de cette équipe à l'égard de Caroline. Je crains une mise en cause de la posture professionnelle de celle-ci, qui ne pourra pas en répondre, et j'invite Rachida à expliciter en quoi elle est elle-même directement touchée dans sa relation

[3] Tous les noms sont fictifs.

avec Zohra. Rachida rapporte alors que Caroline a été absente pour maladie pendant une longue période, et que Marine, présente dans le groupe, a dû la remplacer dans sa référence. Elle a aussitôt été cataloguée par Zohra comme « une mauvaise éducatrice ». Rachida a tenté d'intervenir pour étayer sa collègue, mais sans succès. « Nous sommes tous mauvais à ses yeux ». Les tentatives pour approcher la jeune fille ont ainsi toutes été mises à mal par celle-ci, entraînant de sa part violence verbale et physique, et des fugues répétées. Lors du retour de Caroline, rien n'a changé. Rachida poursuit et avoue avoir « baissé les bras ». Un jour, Zohra a sonné à la porte. « J'ai ouvert et j'ai tourné la tête pour ne pas la voir, car elle ne dit même pas bonjour. Elle me renvoie des choses trop négatives et je la rejette. Cependant, je me culpabilise de réagir comme cela, de lui tourner le dos ».

L'expérience clinique montre que, par le fait d'exprimer dans un récit adressé à d'autres en quoi et en quel point il a été touché, affecté par cet autre qu'il a pour tâche d'accompagner, par le fait de mettre des mots sur ce qu'il a ressenti, imaginé, le narrateur accomplit un premier pas de mise à distance par rapport à son vécu, par rapport à ses émotions et vis-à-vis de son propre transfert.

Suite au récit, le dispositif proposé prévoit l'expression par chaque participant de ce qu'il a entendu des ressentis du narrateur ou de la narratrice, mais aussi de ce qui a fait écho en lui ou en elle, à partir de sa place de professionnel. En soulignant à quel point ce clivage en « une seule bonne éducatrice » et en « tous les autres mauvais » est difficile à supporter, une participante rappelle à quel point « la position de sauveur habite souvent le professionnel de l'aide. Mais il doit pouvoir accepter qu'il ne peut pas tout sauver » Un de ses collègues se demande si lui aussi ne se laisserait pas entraîner, comme Caroline, dans ce mode de relation, lorsqu'un transfert particulièrement positif à son égard lui est adressé par un jeune. Il poursuit : « comment résister ? Comment faire ? Par contre, cela m'arrange que Caroline s'occupe de cette jeune, car j'ai du mal à la supporter ». Un autre éducateur souligne les aspects constructifs du transfert positif qui s'est noué entre Zohra et Caroline, car une rencontre entre elles a pu se produire. La jeune fille lui fait confiance, se sent en sécurité avec elle et lui parle. Une éducatrice revient sur le mot « sauveur », et souligne son articulation avec la toute-puissance, sans ouverture possible de la relation. Une autre insiste sur la manière dont le transfert du jeune vient toucher et faire résonance avec la part personnelle du professionnel : « à quel moment on sépare la fonction d'éducateur et la vie personnelle ? Quand on ne fait plus la différence, il y a un basculement ». Cette parole peut nous renvoyer au fait que tout transfert est la réactualisation d'affects plus ou moins refoulés, et une « mise en acte de l'inconscient[4] ».

Mise en acte de l'inconscient chez le sujet aidé, mais aussi chez le professionnel. Cette éducatrice poursuit : « on a essayé de mettre du tiers dans la relation, mais c'était "mort" depuis le début ». Marine prend alors la parole pour exprimer sa propre frustration et impuissance, alors qu'elle s'était vu confier la tâche de prendre le relais de Caroline pendant l'absence de celle-ci : « je n'ai plus aucun lien avec Zohra et elle m'agace. Je n'y arrive pas. C'est bien qu'elle ait du lien avec Caroline, mais cela me met mal à l'aise. De plus je suis inquiète pour la gamine. Est-ce que ce mode de relation qui se prolonge n'aggrave pas la situation de cette jeune ? Comment peut-on faire ? ». Le découragement exprimé par les participants a ainsi été mis en lien avec le fantasme du sauveur, de « la bonne mère » – ou de « la mère trop bonne », pour

---

[4] Lacan, J. (1967-1968), *L'acte psychanalytique, Le Séminaire XV.* Notes de cours. p. 11.

reprendre le concept de Winnicott –, lesquels apparaissent de manière récurrente chez les professionnels de l'aide. Ce n'est pas pour rien qu'un sujet choisit ce métier. Dans son désir d'aider, voire de réparer l'autre, un professionnel de l'aide peut également être habité par le fantasme de se réparer lui-même et de réparer sa propre histoire.

Un fantasme de maîtrise l'accompagne souvent : « je vais y arriver ! Y compris là où d'autres ont échoué avant moi ». Il revient au professionnel d'accepter ses propres limites. Ces limites que la théorie psychanalytique nomme castration symbolique sur le plan personnel, et celles qui sont posées par chacune des fonctions exercées. Cependant, lorsque l'autre s'oppose ou fuit, comme le fait cette jeune fille, ou encore lorsqu'il fait autrement que ce qui lui est proposé, il peut déclencher du découragement, un mouvement de fuite, de la colère ou du rejet chez le professionnel, ce que certains nomment le contre-transfert, en tant que réaction inconsciente vis-à-vis de ce que l'autre lui renvoie. Je me range à une définition plus large du transfert, laquelle englobe le contre-transfert, mais aussi ce qui relève de l'inconscient de l'aidant et qui est en lien avec sa propre histoire. Les collègues de Caroline sont aux prises avec le transfert négatif de Zohra à leur égard, et leur propre transfert répond en miroir.

Ce transfert négatif, à son tour, peut entraîner chez la jeune fille de la méfiance, de l'opposition, de la provocation, de l'agressivité, du rejet, de la violence, de la fuite. La relation est prise dans un mouvement circulaire qui se répète, sans issue possible. Pour chacun de ces professionnels, ce sont avant tout son narcissisme, ses idéaux professionnels imaginaires, non mordus par le symbolique, qui sont mis à rude épreuve. Les participants expriment ainsi leur impuissance, de la souffrance et de la culpabilité à ne pas pouvoir faire la tâche qui est la leur. Chaque professionnel se déclare ainsi touché par cette jeune fille et les réactions sont diverses. Dans l'ouvrage *Psychanalyse et écriture, Rencontre avec Pascal Quignard*, Joseph Rouzel énonce : « le transfert c'est l'embrouille : on ne sait plus ce qui est de l'un et ce qui est de l'autre[5] ». Tout ce qui a été énoncé par cette équipe me renvoie alors à deux références cliniques que je partage souvent avec les équipes, et avec eux ce jour-là. La première est également de Joseph Rouzel : « lorsqu'on travaille avec du vivant, l'autre nous touche parfois, nous résiste souvent. Il provoque fascination, agacement ou rejet. Dans ces métiers, nous éprouvons des sentiments d'amour et de haine [...]. Les personnes avec lesquelles nous travaillons nous renvoient immanquablement à l'essentiel de nos vies d'hommes et de femmes : à l'impuissance et à l'ignorance, à la sexualité et la mort, à la dépendance[6] ».

La seconde référence est extraite d'un écrit de Mireille Cifali, « Démarche clinique, formation et écriture[7] » : « dans notre (relation) à l'autre [...] nous sommes [...] dans un rapport extrêmement affectif, passionnel dans lequel nous sommes aveuglés par ce que nous sommes [...]. Une telle implication est par ailleurs nécessaire. On ne rencontre l'autre qu'à travers une présence, une authenticité. C'est la base de la rencontre, nos sentiments ne sont pas inopportuns dans la circonstance, mais ont à être travaillés pour que l'autre ne devienne pas otage de nos affects... si nous ne voulons pas répéter et prendre les personnes rencontrées comme des objets sur lesquels nous rejouons une partie de notre histoire, nous

[5] Rouzel, J., *Psychanalyse et écriture. Rencontre avec Pascal Quignard*, Paris, L'Harmattan, 2015, p. 121.
[6] Rouzel, J., *La supervision d'équipe en travail social*, Paris, Dunod, 2007, p. 36.
[7] Cifali, M., « Démarche clinique, formation et écriture », dans Paquay *et al.*, *Former des enseignants professionnels, Quelles stratégies ? Quelles compétences ?*, Bruxelles, De Boeck Wesmael, 1996, p. 119.

avons à réaliser ce travail qui découvre parfois ce qui nous a “poussés à” »…

Il revenait donc à chacun de ces professionnels, pour pouvoir accomplir sa tâche, de se « détoxiquer », de prendre quelque distance vis-à-vis de ses affects et de son propre transfert, afin de ne pas se retrouver piégé avec Zohra dans une relation sans issue, mais aussi dans un empêchement à penser. La question ne se posait plus de la pertinence ou non d'accepter l'analyse de cette situation, y compris en l'absence de Caroline. Ces professionnels étaient en effet désireux de mettre au travail leur propre transfert et il s'est avéré pertinent de l'accepter. Chacun a pris le risque de sa parole, démontrant qu'il s'était approprié le cadre du dispositif, les règles d'écoute de l'autre, d'écoute de soi, de non-jugement et de confidentialité. Si nous nous référons par ailleurs à Christophe Dejours[8], sécurité, confiance, non-jugement sont les conditions de base indispensables pour qu'une véritable coopération s'instaure dans une équipe. Cette coopération pouvait dès lors s'avérer possible, envisageable.

Selon le troisième temps du dispositif, nous tentons ensemble de comprendre ce qui se passe pour cette jeune fille, ce qu'elle-même met en jeu dans la relation, ce qui se joue à la fois entre Zohra et Caroline, entre Zohra et le reste de l'équipe, alors qu'elle est mue par ses pulsions, par ses angoisses et par la jouissance qui s'y articule. Des informations sont apportées. Il est précisé que Zohra a subi un vécu familial très chaotique, dans lequel régnait la violence. Elle avait noué une relation très fusionnelle avec sa mère, qui l'a ensuite rejetée, abandonnée, et qui est décédée. C'est une jeune fille particulièrement cabossée, avec un lourd passé institutionnel. Elle semble actuellement s'être placée sous l'emprise d'un copain, qui peut s'avérer violent. Les mots utilisés sont très

[8] Dejours, C., *Le facteur humain* (2e éd. 1999), Paris, PUF, 1995.

forts, car Zohra se définit elle-même comme « perdue, en danger vital ». Une consommation de drogues est évoquée. Grâce aux regards et aux points de vue croisés dans le groupe, des hypothèses sont avancées. Poussée par un vécu abandonnique, elle se considère comme une victime, et semble être dans une recherche d'amour inconditionnel, sans limite, un amour dont elle attend qu'il la répare.

Son choix s'est porté sur Caroline. Elle a entraîné cette professionnelle dans un mode de relation duelle, fusionnelle qui se prolonge, une relation archaïque et imaginaire dont les composantes sont l'amour et la haine. Comment peut-elle faire confiance à d'autres ? Dans un mouvement de répétition, elle se raccroche aussi à un copain. La drogue lui apporte-t-elle un oubli, un apaisement momentané ou une autre manière de se percevoir ?

Rachida revient sur l'épisode lors duquel elle avait ouvert la porte à Zohra en évitant de la regarder : « depuis, je fais attention, j'essaie d'aller vers elle, parce que je me suis rendu compte à quel point on arrive à lâcher, mais je suis inquiète pour Caroline. J'aurais peut-être fait la même chose, mais elle se laisse happer. C'est la gamine qui la tire dans le gouffre. Comment peut-on faire un pas de côté ? »

Elle ajoute, rapidement, comme pour dire sans le dire : « Caroline a connu un peu la même histoire que Zohra, et ceci explique sans doute ce qui se passe… ». Cette dernière information est presque inaudible, mais seule Caroline pourrait en dire quelque chose, si toutefois elle en avait le désir.

L'inquiétude de cette équipe est présente : « Caroline et Zohra ne sont-elles pas actuellement enfermées toutes deux dans une relation qui empêcherait la jeune fille d'avancer ? – Comment les aider ? – Que pouvons-nous tenter ? ». « Le dénouage [du transfert] exige un acte qui fasse coupure[9] ». Il est énoncé alors : « c'est à nous d'en parler à nouveau à Caroline, de l'étayer, de nous entendre, avec elle et entre nous, pour proposer des activités à Zohra qui pourront faire exister du tiers dans la relation, et permettre des ouvertures ». Ce qui est avancé ainsi, c'est la nécessité de se mobiliser face à une relation qui apparaît refermée sur elle-même et qui peut mettre à mal chacune des partenaires concernées.

En toute fin de séance, un autre dénouage est estimé nécessaire : aider si possible Zohra à se positionner quant à cette relation estimée malsaine et dangereuse pour elle avec ce copain violent. La posture adoptée s'inscrit clairement dans ce qui est avancé par Lacan : « de [sa] position de sujet, on est toujours responsable[10] ». C'est à elle que revient cette décision. Toutefois, ils seront là.

13 janvier

Le dispositif de supervision que je propose prévoit un après-coup et un point fait sur la situation analysée lors de la rencontre précédente. La situation de Zohra prend beaucoup de place dans les préoccupations de cette équipe, aussi ce temps sera plus long que d'habitude.

Caroline est présente, et prend la parole. Un nouvel échange a bien eu lieu avec ses collègues depuis la dernière séance de supervision. Elle avait ressenti auparavant un jugement de la part de certains de ceux-ci à son égard et l'avait mal vécu. Elle se dit très consciente du lien fort qui s'est noué entre la jeune fille et elle-même, reconnaît être « très attachée à cette gamine », mais l'assume, en avançant que cette relation a permis à cette jeune de trouver un point de repère. Un de ses collègues prend la parole, reconnaît s'être délesté sur elle de

---

[9] Rouzel, J., *Psychanalyse et écriture*, *op. cit.*, p. 121.
[10] Lacan, J., *Écrits*, Paris, Seuil, 1966.

cet accompagnement, et d'en avoir été égoïstement soulagé. Marine s'adresse alors directement à Caroline : « ce n'est pas parce que tu n'étais pas là qu'on en a parlé. C'était notre problème ». Rachida renchérit : « oui, nous n'avons pas fait tout ce que nous aurions dû faire et c'est bien notre responsabilité à nous. C'est à chacun de nous de le travailler et de faire ce pas en avant ».

Caroline rapporte que depuis la dernière séance, « la jeune fille a été séquestrée par son copain pendant une semaine, attachée à une chaise lorsqu'il s'absentait. Face à sa soumission, un jour, cet homme ne l'a pas attachée lorsqu'il est sorti. L'appartement étant au premier étage, elle a crié au secours par la fenêtre et les voisins ont appelé la police. Elle a fait appel à moi, puis a souhaité que je l'accompagne pour déposer une plainte. Cet homme avait déjà commis d'autres délits et il est en prison depuis. Zohra est submergée par ses propres affects. Ses vieux démons remontent actuellement, et en particulier, les vécus de rejet, d'abandon. Elle a besoin de parler et il lui faudra du temps pour cela ». Elle ajoute : « il est vrai que son histoire me renvoie à la mienne, mais seulement au départ. Je me reconnais aussi dans ce côté fragile et rebelle en même temps, dans la manière dont elle a vécu la déception par rapport à sa mère, mais j'ai réagi à l'opposé d'elle.

J'ai par contre pris du recul et Zohra parvient à s'ouvrir à mes collègues, se confiant aussi, par exemple, à Rachida, à laquelle elle semble faire confiance désormais ». Cette dernière en précise les conditions : « depuis notre dernière séance, j'ai rencontré Zohra. J'ai évoqué avec elle l'épisode au cours duquel j'ai évité de la regarder lorsqu'elle a ouvert la porte. Je lui ai dit : – à un moment, je te détestais. Elle m'a répondu : – Oui, Rachida, je le sais, mais aujourd'hui je t'aime bien ». Rachida ajoute : « c'est à nous, professionnels, de faire un pas vers elle ». Un de ses collègues avoue : « cette gamine me renvoie tellement de colère, que je reste braqué. Je suis bien conscient pourtant que si je ne prends pas du temps avec elle, si je reste fermé, ça ne marchera pas ». Un temps d'apprivoisement réciproque sera sans doute nécessaire pour y parvenir, à la manière du Petit Prince et du Renard.

Tout n'est pas devenu facile pour autant. Marine a tenté elle aussi une approche qui a été l'occasion d'un nouvel accrochage : « elle s'était acheté des produits de maquillage. Elle demandait à ce que l'une de nous lui apporte son aide. Je me suis proposée, mais j'étais occupée avec un autre jeune, et je lui ai demandé d'attendre un peu. Elle a explosé, m'a insultée, ne supportant ni cette attente ni cette frustration. Elle a répété en boucle : “T'es qu'une pute”, pendant cinq minutes. J'ai fait le choix de partir avant d'exploser moi-même. J'ai travaillé en accueil d'urgence, aussi, j'ai l'habitude des insultes. J'en ai connu d'autres ! Ce qui m'insupporte, c'est qu'à chaque fois que l'on fait un pas vers elle, elle est dans le refus ! De plus, elle dit qu'elle a diminué le cannabis, mais que vaut sa parole ? »

Ce nouvel incident renvoie les participants à la question des limites à poser et à tenir. Une éducatrice, nouvellement arrivée, a été « surprise de rencontrer ici des gamins qui sont dans la toute-puissance ». Elle souligne aussi qu'elle n'a pas vu mettre en œuvre dans cette institution de mesures de réparation. Je demande alors : a-t-on repris cet incident avec Zohra ? Lui a-t-on demandé ce qui s'était passé pour elle, ce qui lui avait été tellement insupportable, mais aussi les effets de ses explosions sur l'autre ? Jusqu'où Zohra devra-t-elle aller dans ses provocations, dans sa violence, dans ses fugues, dans ses consommations, pour être entendue dans son mal-être ? Peut-on entendre ces comportements comme autant de signaux d'appel ? La réponse est que rien n'a été fait. Aucune intervention symbolique, que ce soit par la parole ou par le rappel des règles de base, des limites à ne pas dépasser, n'est venue border et mordre le règne de la toute-puissance et de l'impuissance, lesquelles continuent à envahir l'espace, la relation, débordent, et conduisent au passage à l'acte. Si personne ne se positionne face à ses actes, soit le sujet ira toujours plus loin, soit il trouvera d'autres moyens pour tenter de se faire entendre. Lui-même ne pourra pas en répondre. C'est dans la confrontation aux limites qu'un être humain parvient à les repérer pour lui-même.

Comme le rappelle Jean-Pierre Lebrun, le « sans limite » s'accompagne d'un « tout possible » et équivaut à « laisser s'emballer la jouissance, ceci en donnant en quelque sorte un avantage à la pulsion de mort[11] ». C'est dans la rencontre avec l'autre qu'un être humain parvient à se construire, encore faut-il qu'il trouve à qui parler, qu'il trouve quelqu'un en face de lui qui ait, comme il est dit, du répondant.

Les professionnels eux-mêmes sont-ils au clair et cohérents entre eux quant aux règles de base qu'ils posent aux jeunes, en prenant en compte les possibilités actuelles de chacun d'eux et de ce qui leur est possible de tenir ? Se sont-ils entendus entre eux quant à leurs exigences minimums face à Zohra ? Leur réponse est que ce n'est pas suffisamment travaillé en équipe. Chacun fait comme il peut, mais il lui arrive aussi de lâcher. En réponse à ma question, aucun des participants n'a eu connaissance de ce qu'avance Pierre Kammerer, dans la préface d'un ouvrage de Caroline Eliacheff, *Adolescents dans la violence, Médiations éducatives et soins psychiques*[12]. Je rappelle donc les trois actions nécessaires et indissociables

[11] Lebrun, J.-P., « Nom-de-Père, noms du père et nommer à » (30 septembre 2000), intervention dans le cadre de l'E.P.S.F. *Cliniques et formes actuelles du malaise dans la civilisation.*

[12] Kammerer, P., « Préface » à C. Eliacheff, *Adolescents dans la violence, Médiations éducatives et soins psychiques*, Paris, Gallimard, 2000.

énoncées par ce psychanalyste face aux transgressions, pour que ça tienne debout, comme pour un trépied. Trois actions qui ne doivent pas être assumées par le même professionnel, parce qu'on ne peut pas être à toutes les places. Le premier pied est la compréhension par le sujet lui-même de ce qu'il a fait, en quoi il a dépassé les limites et en quoi ce n'est pas acceptable. Lorsque Zohra répète en boucle le mot « pute », alors qu'elle est enfermée dans un imaginaire qui lui rend insupportables toute frustration et tout différé, s'adresse-t-elle à la personne, ou utilise-t-elle un raccourci pour signifier « langue de pute » – ce qui est aussi une expression utilisée par les jeunes –, qui signifierait « tu m'as trompée lorsque tu m'as dit que tu étais disponible pour moi » ? Elle seule pourrait en dire quelque chose. Toutefois, ce moment pour tenter de comprendre ce qui se dit derrière ce qui est dit, ne peut être fait qu'en différé, et non au moment du passage à l'acte, y compris verbal, lequel est un court-circuit de la pensée. Le deuxième pied est la sanction, que je nuance. Elle est à envisager lorsqu'elle s'avère pertinente, indispensable, comme point de butée, selon les situations et les sujets, selon leur pathologie ou leurs symptômes, donc, au cas par cas. Le troisième pied est la réparation de ce qui a été attaqué. On demande au jeune ce qu'il peut faire pour réparer l'autre ou l'environnement par exemple… En fin de compte, il s'agit avant tout de permettre au sujet de se réparer lui-même. Certains sujets, et nous pouvons poser l'hypothèse que Zohra en fait partie, sont enfermés dans une identité négative. Cela les fait exister et ils pensent qu'ils ne peuvent pas en sortir. « Je suis nulle, mauvaise, bonne à jeter, je suis comme cela, et je ne peux faire autrement… »

Compte tenu du fait que l'estime de soi et la confiance en ses capacités passent par le regard de l'autre, comment repérer et se saisir des points forts de Zohra, de ce qu'elle aime, de ce qu'elle réussit, qui pourraient constituer autant de leviers dans un éventuel changement du regard qu'elle porte sur elle-même ? Émerge alors la possibilité d'une nouvelle piste pour l'accompagner. Zohra aime lire et il pourrait être intéressant de s'appuyer sur cet objet de désir et de plaisir pour elle. Ce serait aussi l'occasion de lui consacrer plus de temps individuel dont chacun dans l'équipe s'accorde à dire qu'elle en a le plus grand besoin.

En toute fin de séance, Caroline souligne que si Zohra s'est retrouvée quasiment paralysée par la relation avec une mère qui l'a abandonnée, puis placée, elle avance malgré tout, car elle parvient aujourd'hui à en parler. Par association d'idées et pour appuyer ses propos, Rachida rappellera à ses collègues combien ils s'étaient sentis inutiles lors de leur accompagnement d'Engel, lequel avait d'abord besoin de travailler son histoire passée avant de pouvoir formuler le moindre désir, le moindre projet. Lorsque cela a pu se faire grâce à l'accompagnement des éducateurs, il a progressé et « il est aujourd'hui dans une réelle dynamique ».

Ainsi, par bribes, par tâtonnement, en tentant de déblayer dans un premier temps ce qui pouvait faire obstacle dans leur propre transfert auprès de cette jeune fille, ces professionnels ont énoncé ce que Joseph Rouzel, dans un article intitulé « Le transfert et son maniement dans les pratiques sociales[13] », nomme les trois points d'appui d'un éducateur. Il s'agit en premier lieu de restaurer l'énonciation, c'est-à-dire de rendre à celui que l'on accompagne la parole qu'il a à assumer pour exister. Le deuxième point d'appui consiste à transmettre des limites. Le troisième point d'appui consiste à accompagner le sujet à faire des choix, ce qui relève d'une position subjective affirmée, mais c'est aussi accepter d'en payer le prix. Soutenue par Caroline, Zohra a entrepris la démarche de porter plainte

[13] Rouzel, J. « Le transfert et son maniement dans les pratiques sociales », http://www.psychasoc.com.

contre cet homme qui l'a séquestrée et elle a donc assumé cette responsabilité. Le chantier de cet accompagnement est commencé. Reste à savoir comment chacun parviendra à assumer sa part, en coopération avec les autres.

10 février

Un point sera fait sur cette situation en début de séance. Zohra a accepté de rencontrer la psychologue, ce qu'elle refusait jusque-là. La jeune fille a réclamé de l'argent supplémentaire « pour s'acheter des clopes ». Elle a formulé cette demande en s'adressant séparément à plusieurs éducateurs. Elle cherchait manifestement une faille possible. Il lui a été rappelé clairement par chacun des professionnels interpellés que le budget alloué était limité et qu'il lui revenait de le gérer. Elle a été, de même, mise en garde contre une éventuelle nouvelle fugue.

Les règles institutionnelles s'appliqueraient pour elle, comme pour tous les autres jeunes. Règles qui ont été elles-mêmes clarifiées et précisées. Ces professionnels ont donc pu mettre au travail, en équipe, la recherche de leur cohérence dans l'accompagnement de cette jeune fille, mais aussi ce que D.W. Winnicott a nommé un *holding du holding*, c'est-à-dire ici, la volonté de se soutenir mutuellement alors qu'ils ont pour fonction de soutenir les jeunes qui leur sont confiés. Ainsi, le travail de ces professionnels sur leur propre transfert a déjà eu des effets positifs pour cette jeune fille, même si la tâche est loin d'être terminée. Un certain nombre de ces professionnels se sont ouverts à l'écoute de cette jeune, et les autres acceptent de tenter encore de le faire. De son côté, Zohra accepte de parler désormais à plusieurs éducateurs et à la psychologue. Un dénouage d'un transfert reconnu comme exclusif semble donc désormais possible et en train de se réaliser. La question du temps nécessaire pour que les choses évoluent est à nouveau évoquée et paraît mieux acceptée par les professionnels. Cependant, l'inquiétude est ravivée par le fait que la jeune fille est entrée récemment en lien avec ce copain sur *Snapchat* : « il me dit qu'il m'aime et qu'il va changer »... Refrain connu... Est-elle consciente du jeu que ce manipulateur exerce avec elle ? Est-elle en capacité de se dégager de son emprise ? Deux éducatrices se proposent pour tenter d'ouvrir un dialogue à ce sujet avec elle[14].

Se posera alors la question d'aider cette jeune à devenir sujet de son avenir scolaire et professionnel, question qui était passée au second plan dans les préoccupations, les siennes, mais aussi celles de l'équipe. On ne peut pas tout faire en même temps.

Quelques autres situations cliniques, plus brèves, me permettront de reprendre quelques dimensions des processus en jeu, tant du côté du transfert d'un professionnel, que de celui d'un bénéficiaire. En premier lieu, lorsqu'un professionnel énonce qu'il lui est impossible d'accompagner un bénéficiaire, quelle position adopter ?

« Je ne peux pas... »

Une petite équipe de SAVS. Jade commence son récit à propos d'une jeune fille de 18 ans, par ces paroles : « j'ai parlé d'Aurore à la psychologue. Elle a trop un profil qui me ressemble. Je risque de faire un transfert massif sur elle, et elle a déjà fait un transfert sur moi. Je suis déjà épuisée ». Lors de la présentation du dispositif que je propose, je pose d'emblée qu'il est de la responsabilité du professionnel de travailler plus avant son propre transfert dans un lieu autre, spécifique, s'il

[14] Je leur conseille alors la lecture d'une BD très documentée, écrite à partir de l'aventure personnelle vécue par Sophie Lambda (2019), *Tant pis pour l'amour, Ou comment j'ai survécu à un manipulateur,* Une case en moins, éd. Delcourt.

en éprouve le désir et le besoin. Face à ce qu'elle pressent comme un danger, de quelle marge de manœuvre dispose Jade pour se faire entendre de son institution ?

Une équipe de Foyer appartements. Steven exprime être trop impliqué personnellement pour être désigné comme référent d'un jeune Mineur non accompagné, qui vient d'arriver dans le service : « ce jeune a déversé son histoire pendant notre long trajet en voiture et il m'a demandé de "le suivre". Il était devenu insupportable pour moi de l'entendre. C'était trop lourd. Je viens moi aussi du bout du monde, j'ai moi aussi été adopté, et j'ai connu ensuite les mêmes difficultés avec ma famille adoptive. Je préférerais que l'une de vous devienne sa référente ».

Ses deux collègues, deux femmes, lui renvoient avoir entendu et compris sa peur d'être entraîné trop loin dans un personnel trop douloureux, dans l'intime, de s'y perdre, et de ne pas être à la hauteur de sa tâche éducative. L'une d'elles rappelle qu'il lui est déjà arrivé également, à elle-même, de « passer la main dans l'accompagnement d'un usager parce qu'il [lui] renvoyait trop de choses insupportables ». L'éducatrice qui se propose pour prendre en charge cette référence, souligne toutefois que passer le relais n'est pas abandonner, et il faut que ce soit clair, parlé avec le jeune, qui s'est déjà confié à lui : « il faut que tu rencontres ce jeune, et si tu le veux bien, nous irons tous les deux. Il est important que tu lui dises que nous travaillons ensemble et qu'au besoin, il pourra faire appel à toi ». De mon côté, ma position est claire : il est « professionnel » de reconnaître ses limites, quitte à se donner du temps pour travailler son propre transfert.

Hors ces cas limites, le travail de son propre transfert par le professionnel est la plupart du temps soutenu et facilité par le groupe. Une équipe de SAVS (Service d'aide à la vie sociale). « Moi, je me situe plutôt du côté du fonctionnel, je suis chargé de gérer l'argent des bénéficiaires. Lorsque je lui ai renvoyé qu'elle avait un gros découvert sur son argent alloué, alors qu'elle m'en demandait encore, Marilou s'est mise en position de petite fille culpabilisée, et m'a positionné en papa, au moins à deux reprises. Ça m'a fortement gêné », énonce cet éducateur.

Dans cette petite équipe, une fonction spécifique a été définie pour chaque professionnel : un pôle scolarité et formation, un pôle financier et administratif, un pôle santé, hygiène de vie. Nous avions évoqué l'histoire de cette jeune fille, son vécu de rejet et d'abandon, de maltraitance, de la part de la grand-mère puis de la mère, son manque de repères parentaux, son lourd passé institutionnel, une tentative de suicide. Malgré une mise à mal permanente de la relation à l'autre, une participante souligne que cette jeune fille a réussi à nouer un transfert positif avec chaque professionnel de leur équipe, même si, en cherchant à exister à tout prix, elle multiplie les crises d'opposition ou les fugues. Je rappelle que le transfert se situe « à travers » le professionnel, même si le sujet joue et rejoue avec lui et sur lui ses questions, ses angoisses, au sein de la relation, avec l'espoir de trouver enfin une réponse ; que le transfert ne s'adresse pas à la personne du professionnel, mais à un autre absent ou qui a manqué.

Je rappelle aussi à quel point il peut être nécessaire pour un sujet d'adopter une position régressive, transitoire, parce que c'est une tentative pour construire des fondations, une base de sécurité qui ont particulièrement manqué. Marilou se confronte aux limites, recherche leur solidité, et attend peut-être de se faire gronder « comme une petite fille ». Le fait qu'elle se montre « culpabilisée » peut en attester. Une éducatrice souligne à quel point la différence des postures de chaque professionnel dans cette équipe, apporte de richesse et de possibilité d'ouverture pour les sujets accompagnés. Cette jeune tente actuellement d'aller chercher chez chacun de ceux-ci ce dont elle a besoin pour se reconstruire, y compris une image masculine qui lui a manqué sans doute, mais aussi ce que peut être une fonction paternelle, fonction symbolique, sécurisante, qui pose des autorisations, mais aussi des limites à la pulsion et à ses actes.

Un professionnel ne fait pas ça !

Certains exemples cliniques précédents ont mis en évidence à quel point un transfert intense, lorsqu'il entraîne le professionnel dans une trop grande proximité avec celui qu'il accompagne, ou lorsqu'il le pousse à la colère, au rejet, voire au dégoût de celui-ci – comme j'ai pu aussi l'entendre à propos de saleté et d'odeur repoussante de la part de certains bénéficiaires –, peut être chargé de culpabilité voire de honte. « Ce n'est pas professionnel ! » « Un professionnel ne fait pas ça ! » Il n'est donc pas toujours facile non plus d'accepter et de supporter d'être mis à la place d'un père, d'une mère, d'un frère, d'un amoureux ou d'une amoureuse, même lorsque l'on a conscience que ces représentations sont des fantasmes.

Cathy, une éducatrice intervenant en ITEP, a rapporté, sous le titre « L'ambivalence du lien éducatif, pris entre amour et haine[15] », à quel point elle s'était sentie happée, envahie, intrusée, par Mahé, une adolescente de quatorze ans, qui « la collait », au point d'aller manger dans son assiette ou de l'empêcher de marcher. Ce transfert était vécu par cette professionnelle « à même son corps », au sens propre, puisque Mahé était allée jusqu'à lui déclarer un jour : « Je voudrais être dans ton ventre et ne plus en sortir ». Leur relation oscillait entre

---

[15] Lefebvre, C., « L'ambivalence du lien éducatif, pris entre amour et haine », dans J. Duval Héraudet (dir.), *L'analyse de la pratique : à quoi ça sert ?*, Toulouse, Érès, 2015, p. 251-265.

demandes d'amour excessives et explosions, passages à l'acte. Jusqu'au jour où, suite à un congé de Cathy, Mahé a déféqué dans la douche, comme pour la punir de son absence, et, suite au refus de l'éducatrice d'accourir aussitôt, elle s'est couverte de ses excréments. Épuisée, « vidée », Cathy s'est sentie poussée par un mouvement de rejet qui la culpabilisait. Cette situation a fait l'objet de plusieurs séances de supervision. La proposition d'un de ses collègues de jouer le rôle de tiers symbolique et de faire coupure, de réinstaurer des limites, donc d'assumer quelque chose de la fonction paternelle, a permis de faire évoluer cette relation. Ceci s'est accompagné pour Cathy d'une prise de conscience de sa propre résistance à lâcher sur la place que cette jeune fille lui avait attribuée, et à réaliser à quel point ce transfert exclusif, au-delà d'une dose d'insupportable, lui avait procuré malgré tout du plaisir, l'avait confortée dans son narcissisme, avait répondu à un fantasme de maîtrise et de toute-puissance. Elle a pu alors changer de place, ce qui a entraîné un changement de place de Mahé au sein de la relation.

Ce déplacement du professionnel permet, voire autorise, le sujet aidé à déplacer son propre désir. Pour quelle raison employer le terme « autoriser » ? Parce que, par un phénomène de projection, ce dernier peut se sentir coupable de parler avec d'autres professionnels et parce qu'il craint de faire vivre à celui qui l'accompagne des sentiments de rejet et d'abandon qu'il a pu vivre lui-même. Ce renversement de situation n'est pas exceptionnel et il permet d'insister sur le fait que c'est bien au professionnel de faire tout ce qu'il peut mettre en œuvre afin que cette première séparation au sein du transfert soit progressive et s'effectue en douceur.

Ma fonction de superviseure m'assigne à être garante du cadre posé et de la sécurité de la parole de chaque participant. Je considère qu'il me revient aussi de dédramatiser ces relations au sein desquelles règne un transfert parfois excessif, mais qui peuvent se révéler constructives après-coup. Il faut être touché par l'autre pour le rencontrer. Reste à savoir ensuite ce que l'on en fait.

À la croisée des chemins, une rencontre

Lorsque la situation s'y prête, il m'arrive parfois de partager une situation vécue dans mes fonctions de psychopédagogue. J'accompagnais des enfants et des adolescents qui ne parvenaient pas à apprendre ou à s'inscrire d'une manière constructive dans les relations sociales avec leurs pairs.

L'analyse de leur situation globale permettait de poser l'hypothèse qu'ils étaient confrontés à une difficulté ordinaire, transitoire, en lien avec les évènements de leur vie familiale, scolaire, sociale[16]. La plupart de ces enfants et adolescents, passés sous les fourches caudines du DSM auraient reçu aujourd'hui la qualification de TDAH (Trouble déficit de l'attention avec ou sans hyperactivité). Ils y ont échappé. Même si les Centres de formation et le nombre de psychopédagogues ont largement diminué, cette aide existe encore.

Dans un lieu sécurisé, hors de leur classe, il est proposé à l'enfant ou au jeune d'exprimer ce qui encombre sa pensée, au moyen d'un double détour. Un détour par rapport aux apprentissages, mais aussi un détour par rapport aux symptômes. Des médiations diverses, toutes destinées à favoriser l'expression et la créativité du sujet, sont proposées. En présence de quelqu'un qui l'écoute, en s'étayant sur les ressources de son imaginaire, en faisant appel au symbolique

[16] C'est ce que j'ai analysé dans un ouvrage, réécriture de ma thèse de doctorat en sciences de l'éducation : Duval-Héraudet, J., *Une difficulté si ordinaire, Les écouter pour qu'ils apprennent.* Paris, EAP, 2001.

du corps, de la parole, du dessin, de l'écrit, l'enfant ou le jeune reconstruit son histoire, se l'approprie. Le cadre posé et les médiations proposées acquièrent peu à peu une fonction de tiers dans la relation. Le sujet aidé parvient à (re) construire sa confiance en lui et en ses capacités, et il est alors prêt à diriger son désir vers un ailleurs, vers des objets extérieurs, représentés en particulier par les apprentissages de sa classe, et par ses pairs. Il est prêt, de ce fait, à se séparer de l'aide et de l'aidant.

Angélique a cinq ans lorsque son enseignante demande mon aide au vu des difficultés de la fillette à se tenir sur une activité, et de son besoin constant de la présence de l'adulte auprès d'elle. Lorsque je la rencontre avec sa mère, cette dernière évoque des troubles de l'alimentation, comme dans une répétition des siens, car elle-même a un passé d'anorexique. L'accouchement fut difficile. De séance en séance, Angélique, enfant unique, exprimera, par des dessins et en construisant des petites histoires, une relation conflictuelle avec sa mère autour de la nourriture, le mystère de sa naissance, puis elle centrera ses préoccupations sur l'arrivée annoncée d'un petit frère ou d'une petite sœur[17].

Ce furent dès lors les angoisses et les fantasmes marqués par la jalousie ressentie vis-à-vis de ce qu'elle percevait comme un concurrent déjà présent dans l'amour de sa mère, sa peur d'être abandonnée, de ne plus être aimée, qui prirent toute la place dans ses constructions, dans une déclinaison qui m'a renvoyée à ce que Lacan a décrit comme le complexe d'intrusion[18], ou, par anticipation de sa part, à ce qu'Augustin

---

[17] J'ai rapporté l'accompagnement d'Angélique dans un article : Duval-Héraudet, J., « Jeu de mort, jeu de vie, Angélique devient une élève », *Empan* n° 38, Juin 2000, Toulouse, Érès ; et dans l'ouvrage *Une difficulté si ordinaire, Les écouter pour qu'ils apprennent*, Paris, EAP, 2001. Texte révisé consultable sur le site http://www.jdheraudet.com

[18] Lacan, J., « Les complexes familiaux dans la formation de l'individu. Essai d'analyse d'une fonction en psychologie », *Autres écrits*, Paris,

d'Hippone écrit : « J'ai vu et observé un petit enfant jaloux : [...] il regardait, tout pâle, et l'œil mauvais, son frère de lait. Qui ignore le fait ?[19] ».

Un jour, elle décide que je suis la maman du bébé. J'appellerais le docteur, dont elle assume le rôle. Elle s'écrie : « j'espère qu'elle va pas mourir ! » Nous jouons son scénario, jusqu'au moment où elle déclare : « je peux vous dire, votre bébé, il nous entend plus, il m'entend plus. Il va mourir ou pas, je ne sais pas... Le bébé est mort... Si, si, il est mort ». Je suis donc la maman, et j'ai une poupée dans les bras. Je suis moi-même plongée dans une émotion si forte qu'elle me sidère, incursion de réel qui me laisse sans voix. Angélique s'en aperçoit. Je tente de reprendre une posture professionnelle et de mettre des mots pour nous aider à dépasser ce moment, de ramener ce scénario, avec l'aide du symbolique, dans le registre du jeu, et de lui restituer sa place de faire-semblant. Je dis : « vous avez fait ce que vous pouviez, docteur. Merci quand même ». Elle s'écrie alors : « C'était une blague ! Elle est pas morte ! ». Elle agite alors la poupée, lui prête sa voix, son rire. Cependant, elle partira de la séance (et moi aussi), « remuée ».

Qu'est-ce qu'Angélique met en scène ici ? Dans le faire-semblant du jeu et dans le transfert de la relation, la fillette déplace, projette et joue avec moi et sur moi ce qui la préoccupe, l'angoisse, et la fait souffrir. Elle m'assigne à la place de la mère. Confrontée, envahie par des angoisses archaïques de perte, de manque, elle met en scène un désir inavouable, et selon un fantasme sadique, elle supprime l'intrus. Elle est allée au bout de ce fantasme, mais a pu également se confronter aux effets de son acte sur l'autre. Que s'est-il passé de mon côté ? Lors de « la mort de mon bébé »,

---

Seuil, 2001.

[19] Augustin d'Hippone, *Les confessions*, Poche, 1993.

même si j'ai tenté de réagir très vite, j'ai été touchée en un point particulièrement sensible, envahie par de la sidération. J'ai vécu cette situation « à même mon corps », et la fillette n'a pas été dupe. Même si, dans la réalité, fort heureusement, je n'ai pas eu à affronter cette terrible épreuve, j'ai très vite réalisé que l'angoisse liée à la mort d'un enfant était présente, refoulée, enfouie dans le réel du corps de toute mère, de tout parent, et que cette angoisse était latente, prête à surgir. C'est bien de mon propre transfert dont il s'agissait ici et non de celui d'Angélique, laquelle jouait une autre partition dans notre concert commun. Il me revenait toutefois de la libérer de ce qui aurait pu l'enfermer, la piéger dans mes affects. Chacune de nous a ainsi été confrontée à des angoisses et des conflits intrapsychiques mis en acte au sein du transfert interpsychique de notre relation. Il y a eu cependant un effet de rencontre indéniable, et la suite de notre travail en a attesté.

Un autre jour, elle est la mère, et je suis son chien. Deux maisons sont symbolisées dans l'espace. Elle me confie à la voisine. Un moment plus tard, elle m'annonce qu'elle attend un bébé et que je ne pourrai pas revenir. Face à mes protestations, elle s'écrie : « On peut pas aimer deux personnes à la fois ! » Je suis donc assignée au rôle d'un chien abandonné. Le moins que je puisse dire est que cette fillette m'a particulièrement mise à l'épreuve. Elle m'a fait le support de son transfert et a joué avec moi et sur moi, des thèmes qui tournaient autour de l'origine, de la naissance, de la maladie, de la mort, du désir, de la séparation, de l'abandon et du rejet, en témoignant d'une jouissance débordante en lien direct avec les angoisses qui l'envahissaient et la submergeaient.

Dans ces deux histoires, cependant, elle procède à ce que Winnicott nomme un renversement passif/actif, car elle reprend la maîtrise de la situation au lieu de la subir. Un tournant décisif m'apparaîtra dans sa propre reconstruction, y compris dans une identité d'élève, lorsqu'elle se met à me dicter ses histoires et qu'elle veille à ce que je les transcrive avec exactitude, en me demandant de les lui relire. Ainsi le symbolique de l'écrit s'ajoute à celui du dessin, de la parole et du corps. Lors d'une de nos dernières rencontres, elle me donne le rôle d'une enseignante qui la fait travailler le soir. Un autre jour, je suis sa mère, et elle a un amoureux. Signe d'une possible séparation de sa part ?

L'amoureux se nomme toutefois « Janon », ce que j'interprète un peu comme un *symbolon*… Elle dessinera plus tard sa famille : ses deux parents, un bébé et elle-même, comme si elle attestait qu'elle a désormais intégré et accepté cette situation. Par la voie de ses petites histoires, de ses petits mythes, comme les nomme Lacan, cette fillette a ainsi articulé imaginaire et symbolique. Elle a exprimé par le dessin et les mises en scène, ce qui l'angoissait. Elle l'a apprivoisé, élaboré, sublimé, puis progressivement dépassé. En fin de parcours, dans un changement de place, elle a exprimé son désir d'apprendre, avec ses pairs, dans une classe, et elle s'est construit une identité d'élève. Ce transfert du transfert a inauguré notre possible séparation et la fin de l'aide. Lorsque le professionnel se dégage de son propre transfert, il peut entendre ce que tente de dire cet autre qu'il accompagne.

Entendre l'autre, s'ouvrir à lui, changer son regard…

Au cours des analyses concernant Zohra, Marine s'était écrié à propos de celle-ci : « Elle dit qu'elle a diminué le cannabis, mais que vaut sa parole ? ». Il est fréquent d'entendre un professionnel s'exclamer : « Un coup elle dit blanc, un coup elle dit noir. Toujours les mêmes schémas. On ne sait pas si ce qu'elle dit est vrai ». Ou encore : « Je ne sais jamais si ce qu'elle dit est vrai… Ce sont des mensonges… Elle nous balade… et cela m'est insupportable ». *A contrario*, en début de la séance suivante et lors du temps réservé aux après-coups des analyses du groupe, il n'est pas rare d'entendre ces témoignages : « Notre dernière séance d'APP a bien clarifié les choses et je ne suis plus frustrée dans mon accompagnement comme je pouvais l'être. En fin de compte, cette jeune est le symptôme de son système familial. Avant, je ne voyais que son côté manipulateur, mais j'ai découvert son côté vulnérable ». Une autre participante confirme : « Depuis l'APP, ça m'a ouvert d'autres horizons. J'ai une autre approche avec elle ». Dans une autre équipe, il est énoncé : « Depuis la dernière séance d'APP, c'est moi qui me suis ouverte à elle. Je la vois différemment, dans sa fragilité ». Ces propos, récurrents, montrent à quel point la supervision permet de redonner du sens aux situations difficiles ou énigmatiques qui sont partagées, de créer des ouvertures dans ce qui pouvait paraître bloqué, mais aussi de redynamiser l'action éducative des professionnels en leur permettant de changer leur regard sur celui ou celle qu'ils ont pour tâche d'accompagner.

Une jeune fille, Marilou, était décrite comme ayant des propos contradictoires, voire rocambolesques, et les professionnels du SAVS se disaient perdus, ne parvenant pas à différencier « le vrai » et « le faux ». Ma posture est claire alors et repose sur une phrase entendue ou lue il y a fort longtemps : « Il convient de prendre ce que dit l'autre comme vrai », y compris lorsque cela vous paraît absurde, irréel, complètement imaginaire. Cette posture est restée pour moi comme un précepte. J'interpelle alors l'équipe : « vous n'êtes ni policiers ni assistants sociaux… Ce qui importe, dans votre fonction, c'est de vous demander "à quoi ça lui sert de dire cela ?". Pour faire appel ? Pour se valoriser ? Pour tenter de vous intéresser, de vous provoquer, de briller, de réparer l'image de sa famille, de lui-même ou d'elle-même ? Pour dissimuler de la honte, de la culpabilité ? Parce qu'il y a un interdit de dire ? » Dans son ouvrage *La folie littéraire*[20], Joseph Rouzel rappelle cette posture de Lacan : « Ne pas disjoindre le passage à l'acte de la logique du sujet, dont il est seul à pouvoir rendre compte ».

Dans une autre équipe, Amélie partage son mal-être et ses questionnements face à Iris, une jeune fille qui va avoir 18 ans. Parmi ce qui est partagé, je retiendrai ici que la famille d'Iris est décrite comme « un clan ». Y règnent la prostitution, l'alcool, les drogues, la violence. La mère a connu la prison pour cambriolage, le père est en HP pour bipolarité. Malgré tout cela, Iris fait preuve de ressources, et elle est attentive à la parole des éducateurs. La question principale qui se pose ce jour-là est celle de l'appartement. Un premier logement lui avait été attribué par l'institution, mais le voisinage s'est plaint du tapage nocturne. Un deuxième appartement lui a été attribué, mais elle refuse d'y loger désormais, car « il la dégoûte ». Que s'est-il passé ? Au cours d'une de ses absences, sa sœur aurait squatté l'appartement avec de nombreux copains et un chien. Au-delà de l'état de saleté qui peut être traité, y compris avec une aide, un problème lui paraît insurmontable : sa sœur et ses copains « ont appelé les esprits », et c'est la raison pour laquelle elle ne peut plus y vivre.

Si le contrat institutionnel ne l'autorise pas à déménager à nouveau, les éducateurs sont convaincus de l'importance pour cette jeune fille de disposer d'un espace sécurisé, à elle, qui lui permettrait également d'être moins sous l'emprise et la dépendance du copain plus âgé, peu fiable, qui l'héberge actuellement et qui, de plus, habite trop loin pour qu'elle puisse poursuivre sa formation professionnelle et scolaire. Face à ce qui se présente comme une impasse, je les interpelle : « et si vous la preniez au mot ? C'est aussi entendre ce qu'elle vous dit, que vous y croyiez vous-même ou non. Vous dites

[20] Rouzel, J., *La folie littéraire*, Orange, le Retrait |, 2022, p. 133.

qu'elle est croyante. Un chasseur d'esprit, ça doit pouvoir se trouver... » L'équipe envisage de se saisir de cette piste et, Amélie se propose pour échanger à ce sujet avec Iris.

Par son étymologie *mediare*, être au milieu de, s'interposer, la médiation réside dans l'action de servir d'intermédiaire entre deux êtres, entre deux termes.

Les médiations comme lien et séparation

Comme l'énonce Joseph Rouzel dans « Le transfert et son maniement dans les pratiques sociales », déjà cité, « Les médiations permettent au sujet de se délester de la part débordante de jouissance qui l'habite [...] les médiations sont l'outil de base de l'éducateur ». Les actes de la vie quotidienne, les démarches à accomplir, les activités de loisir, correspondent à autant de supports qui permettent au travailleur social de communiquer avec celui qu'il accompagne et d'offrir à celui-ci un espace de parole. Lorsqu'il est ajusté aux possibilités du sujet aidé, puis réajusté selon l'évolution de celui-ci, son projet personnalisé est un support qui pourra prendre cette fonction de tiers, de médiation dans la relation, dès lors que le sujet le fait sien, et qu'il s'accompagne du plaisir de constater les progrès accomplis. Il peut, de plus, s'avérer pertinent, à un moment donné, selon le point où en est cet autre, de proposer des activités à l'extérieur, vers des partenaires possibles, et de l'aider à se constituer un réseau, des ressources, dans un ailleurs. Cette recherche fait souvent l'objet des propositions émises lors d'une séance de supervision. L'ensemble de ces médiations solliciteront le désir du sujet aidé et l'aideront à déplacer un transfert adressé à un ou plusieurs aidants au sein de l'institution, vers un ailleurs.

Il n'est cependant pas possible de se projeter dans un avenir même proche, lorsque l'on ne sait pas d'où l'on vient ni qui l'on est aujourd'hui, et le sujet s'approprie sa propre histoire lorsqu'il peut en faire le récit à quelqu'un qui l'écoute. Proposer des activités d'expression permet au sujet aidé de se dire sans se dire, ou de dire enfin, à son rythme, ce que l'on a trop longtemps dû taire, tout en se protégeant, ou encore de dire ce qui ne peut pas encore être formulé par des mots…

Cette jeune femme, vivant en Foyer d'hébergement pour adultes travaillant en ESAT, avait été violée par le nouveau compagnon de sa mère. Elle avait porté plainte, mais comme trop souvent, selon ses propres paroles, « les gendarmes ne l'avaient pas crue ». Outre la violence subie, comme trop souvent aussi, elle portait la double peine et la culpabilité d'avoir « nui à la famille ». En séance de supervision, l'éducatrice, qui proposait un atelier d'expression, apporte un premier dessin. Un autoportrait était proposé aux participants. Chose insolite, cette femme s'est représenté une main sur le sexe. Lors d'une séance suivante, un travail libre à partir de l'argile était proposé. Nouveau partage, et nouvelle surprise. Face à ce qui avait été nommé par cette femme « une vierge à l'enfant », peinte intégralement en rose dans un premier temps, notre groupe de supervision perçoit plutôt « une v(i)erge » érigée au-dessus d'une masse arrondie. Nous nous mettons d'accord pour nous méfier de nos projections.

Viendra un nouveau dessin, dont le thème était libre. Cette fois, elle a représenté une maison, avec sa mère et le beau-père à l'étage. La grand-mère est assise dans un fauteuil, dans le jardin. Et, devant une porte de garage, un homme, une bouteille à la main.

Elle le nomme et explique : « c'est mon père. Il était alcoolique. Il ne m'a pas protégée ». Il aura donc fallu à cette femme tout un cheminement, alors qu'elle se sentait en sécurité, pour aller doucement vers l'expression et le partage sous différentes formes de symbolisme, dont celle de la parole, de ce qui l'oppressait[21]. Offrir cette médiation – et d'autres – correspond tout à fait à ce que peut offrir un professionnel à celui qu'il accompagne, sans forçage, sans interprétation sauvage, dans un maniement du transfert vers une parole qui se libère, à travers les hésitations, à partir des répétitions, et dans un cadre garantissant la sécurité de cette parole. Ces activités acquièrent le statut de médiation, de tiers dans la relation, lorsque le sujet aidé se les approprie. Le plaisir qu'il en attend lui permet alors de transférer son désir vers cet objet, vers cette activité.

Une équipe composée d'éducateurs spécialisés, de deux infirmières, d'une psychologue clinicienne, d'une assistante sociale. Ce service gère des appartements de coordination thérapeutique et accompagne des malades, avec ou sans titre de séjour, en situation de précarité sociale. Christine, psychologue clinicienne, parle ce jour-là de la situation de monsieur O., un Tunisien arrivé en France six ans auparavant, afin d'être soigné de plusieurs maladies graves. Il est suivi par cette équipe depuis sept mois, et, en parallèle, par la psychologue du CMP. Christine a le sentiment que cela tourne en rond et que l'équipe se retrouve dans une impasse.

Monsieur O. aspire très fortement à obtenir ses papiers, mais ces derniers ont déjà été refusés à plusieurs reprises. Alors que ses problèmes somatiques semblent réglés, plusieurs professionnels présents le suspectent de s'inventer des délires hallucinatoires auditifs – c'est aussi l'avis du psychiatre –, pour que son séjour soit renouvelé. Quoi qu'il en soit, les participants se déclarent très inquiets, car ils le sentent fragile, et ils craignent une mise à la rue à l'échéance du contrat, dans seulement quatre mois. Il a même parlé de suicide. Si

[21] J'ai présenté cette situation et ses illustrations sur mon site https://www.jdheraudet.com, dans la rubrique *Relation d'aide et éducation*, « 56. Le modelage comme médiation ».

l'évocation de ces moments de délire les interroge, nul doute, cela lui sert à quelque chose. Au moins à faire appel et à exprimer l'angoisse qui l'habite. Une des participantes a d'ailleurs remarqué un nouveau symptôme, le syndrome des jambes sans repos, lors d'une rencontre. Comme quoi le symptôme se déplace. Qu'est-ce qui fait si peur à cet homme quant à un retour en Tunisie ? Il y avait connu l'errance et la précarité. Quel rêve avait-il échafaudé vis-à-vis de la France ? Comment l'aider à se projeter aujourd'hui ? Dans la suite des échanges émerge une possible ressource chez cet homme, et celle-ci peut orienter, parmi d'autres voies possibles, une manière de l'accompagner. Christine rapporte que lors du petit déjeuner, le matin même, il a été question de la liste des courses.

Monsieur O. a traduit spontanément le mot « vinaigre » en arabe, puis il a dit éprouver une « peur bleue ». Christine lui a demandé comment cela se traduit en arabe, puis comment cela s'écrit, tout en lui proposant une grande feuille de papier et des craies grasses. Il l'a écrit et illustré. Notre séance a lieu dans la même salle et nous pouvons constater que sur une autre feuille, monsieur O. a écrit une suite de phrases en arabe qu'il a également illustrées. Christine exprime avoir été surprise de constater à quel point il s'est emparé de cette médiation. Alors que cet homme faisait tout pour intégrer la langue et la culture française – jusqu'à connaître tous les couplets de petit papa Noël et de La Marseillaise, jusqu'à pouvoir citer dans leur ordre chronologique tous les Présidents de la République française depuis 60 ans, jusqu'à vouloir effacer la langue arabe et tous ses souvenirs de Tunisie –, est-ce aujourd'hui un moyen de retrouver ses racines, de se reconstruire un ancrage ? L'inciter à écrire et dessiner, en étant étayé par un professionnel, est-ce, quoi qu'il en soit, une piste à reprendre pour lui redonner la parole, pour l'aider à s'exprimer et à sublimer ses angoisses et ses désirs ?

Lors de la rencontre suivante, l'équipe est unanime pour constater que monsieur O. va mieux. Il est souriant, en lien avec les autres, même si rien n'a avancé quant à ses papiers. Il participe désormais à des activités collectives. Il s'est saisi de la médiation proposée ; il a fait preuve de pertinence et de capacités de pédagogue avec d'autres bénéficiaires. Ceci fait émerger un projet dans l'équipe : proposer des cafés linguistiques au cours desquels chacun pourrait faire le lien avec les autres, entre sa langue d'origine et la langue française.

Le professionnel propose, mais le sujet aidé dispose… Nous savons que le doute fait partie d'une posture clinique. Doute nécessaire quant à ce qui est proposé, car les attentes des professionnels sont toujours trop fortes et souvent illusoires, en lien avec leurs propres désirs et projections. Doute quant aux effets, car l'autre peut toujours refuser, fuir ou faire autrement[22]… « À quoi je sers ? » est une question récurrente dans les groupes de supervision. Or, comme l'avançait Lacan, « l'acte se mesure à ses effets ».

Suis-je utile ?

Une analyse de la pratique avait été mise en place pour des tuteurs, enseignants de collège volontaires pour aider des élèves en difficulté. Ce jour-là, suite au récit de l'un d'eux et lors du temps consacré aux échanges, les ressentis et les constats des uns et des autres leur ont permis à la fois de confronter leurs désirs et leurs attentes d'adultes avec ceux des élèves qu'ils accompagnaient, mais aussi de les conforter sur les effets de leur action, qu'ils avaient tendance à minimiser.

---

[22] Pour ces deux raisons majeures, dans la préface de l'ouvrage d'August Aichhorn, *Jeunes en souffrance*, Freud soulignait à quel point soigner, éduquer, gouverner, sont des métiers impossibles (Aichhorn, A. [1925], *Jeunes en souffrance*, Nîmes, Champ social, 2005).

Je rapporterai donc ici leurs paroles, car elles n'ont pas besoin d'autre commentaire.

– « J'ai l'impression de faire des choses soit évidentes, soit tellement basiques, comme de l'aider à noter tous ses devoirs sur un agenda… Il était de bonne volonté, mais il y en avait de partout. J'ai des scrupules à déclarer cela à l'administration et d'être payée pour ça… Et pourtant il m'a dit : "Ça va vraiment mieux depuis que je fais comme cela".

– Il faut accepter de prendre du temps, de faire des choses vraiment basiques si c'est de cela qu'ils ont besoin… Tu imagines la révolution que cela représente pour lui, même si cela ne te paraît pas être grand-chose !

– Le fait de pouvoir discuter avec un adulte qui s'intéresse à lui, qui est disponible pour lui, c'est fondamental pour aider psychiquement un élève. L'année dernière, lorsque je lui ai demandé si mon aide lui était vraiment utile, Elisa m'a répondu : "Parce que vous croyez en moi…"

– Pour nous aussi c'est très important et intéressant. Notre regard d'adulte change par rapport à l'élève, le fait de l'écouter, de l'accompagner… Et il change aussi en même temps par rapport à tous les élèves… »

Un bénéfice secondaire, qu'ils soulignent, est donc aussi un changement de regard sur tous les élèves. Ce n'est pas rien !

Donner du temps au temps…

Le contexte sociétal actuel qui met au premier plan efficacité, rentabilité, normativité, avec des échéances parfois très courtes, augmente la pression qui pèse sur les professionnels – et sur les bénéficiaires – et il leur faut accepter, quoi qu'il en soit, d'une part, de ne pas pouvoir TOUT faire en si peu de temps, et d'autre part, de questionner les représentations en cours, y compris au sein d'une équipe. Que dire en effet, par exemple, de la représentation d'un « couple idéal » ou d'une « famille idéale », en considérant toutefois que la question de danger est écartée ? « Le maniement du transfert vise à apprendre à faire avec cet impossible [...] notamment en rabattant nos prétentions de normalisation voire de mise au pas des sujets pris en charge[23] ».

« J'arrive mieux à présent à laisser du temps aux bénéficiaires, depuis quatre ans que vous me le dites ! » me renvoie cet éducateur, lors d'une séance de supervision. « Prendre le temps de prendre son temps », comme le déclare Philippe Noiret dans le film *Alexandre le bienheureux*. Cette question du temps disponible se décline en deux versants : le temps du professionnel et le temps de celui qu'il accompagne. Ces deux temps du désir ne sont pas sans effet sur la relation. Le désir du professionnel est de bien faire son boulot et aussi d'en constater les effets. Certains projets personnalisés visant à la fois l'autonomie, la capacité à assumer seul un appartement, à se nourrir correctement, à accomplir une scolarité ou bien à chercher un stage, un emploi ou encore à satisfaire aux exigences d'un travail, la capacité à effectuer seul les démarches administratives pour l'obtention des papiers de séjour, la capacité à nouer des liens sociaux constructifs, dans une échéance parfois proche, semblent souvent bien utopiques.

Or, nous savons que les effets d'un accompagnement surviennent parfois dans un tel différé, s'ils existent, que le professionnel ne peut pas toujours les constater autant qu'il le souhaiterait. Il s'agit également de laisser du temps au bénéficiaire pour accomplir son parcours. Certains sont marqués par l'exil et par tout ce qu'ils ont subi, dans l'incertitude de ce qui va leur advenir, dans l'ignorance des dédales adminis-

---

[23] Rouzel, J., *Le transfert dans la relation éducative. Psychanalyse et lien social*, Paris, Dunod, 2006, p. 31.

tratifs. Le professionnel de l'aide rencontre des sujets cabossés par leur histoire, sans repères fiables. Ils ont connu l'abandon, le rejet, la violence sous toutes ses formes, des abus, des placements multiples, et se retrouvent empêtrés dans des conduites d'échec, dans des conduites addictives, envahis et submergés par l'angoisse, par des symptômes qui se répètent en boucle et qui les empêchent d'avancer. Reste à poser l'hypothèse, confirmée par de nombreux témoignages, que, même dans une durée limitée, une relation constructive et les graines semées n'ont pas été toutes perdues et qu'elles vont poursuivre leur croissance, voire germer un jour…

Une séparation réussie n'est pas une rupture et ce qui a pu être partagé au cours d'un transfert positif entre un professionnel et un bénéficiaire, laissera des traces, constituera un étayage et fournira des repères dans son parcours de vie.

Références bibliographiques

Aichhorn A. [1925], *Jeunes en souffrance*, Nîmes, Champ social, coll. Psychanalyse et éducation spécialisée, 2005.

Augustin d'Hippone, *Les confessions*, Poche, 1993.

Cifali M., « Démarche clinique, formation et écriture », dans Paquay *et al*, *Former des enseignants professionnels, Quelles stratégies ? Quelles compétences ?*, Bruxelles, De Boeck Wesmael, 1996.

Dejours C., *Le facteur humain.* (2e éd. 1999), Paris, PUF/ Que saisje ?, 1995.

Duval-Héraudet J., *Une difficulté si ordinaire. Les écouter pour qu'ils apprennent*, Paris, EAP, 2001. Texte révisé sur http://www.jdheraudet.com.

Duval Héraudet J. (dir.), *L'analyse de la pratique : à quoi ça sert ?*, Toulouse, Érès, 2015.

Duval-Héraudet J., « 21. Jeu de mort, jeu de vie, Angélique devient une élève », *Relation d'aide et éducation*, consultable sur http:// www.jdheraudet.com.

Duval-Héraudet J., « 56. Le modelage comme médiation », *Relation d'aide et éducation*, http:// www.jdheraudet.com

Kammerer P., « Préface » à Eliacheff C., *Adolescents dans la violence, Médiations éducatives et soins psychiques*, Paris, Gallimard, 2000.

Lacan J., *Écrits*, Paris, Seuil, 1966.

Lacan J., (1967-1968). *L'acte psychanalytique, Séminaire XV.* Notes de cours.

Lacan J., « Les complexes familiaux dans la formation de l'individu. Essai d'analyse d'une fonction en psychologie », *Autres écrits*, Paris, Seuil, 2001.

Lambda S., *Tant pis pour l'amour, ou comment j'ai survécu à un manipulateur. Une case en moins*, éd. Delcourt, 2019.

Lebrun J. P. (2000), « Nom-de-Père, noms du père et nommer à ». Intervention dans le cadre de l'E.P.S.F. *Cliniques et formes actuelles du malaise dans la civilisation*, 2000.

Lefebvre C., « L'ambivalence du lien éducatif, pris entre amour et haine », dans Duval Héraudet J. (dir.) (2015). *L'analyse de la pratique : à quoi ça sert ?* Toulouse, Érès, 2015.

Rouzel J., *Le transfert dans la relation éducative. Psychanalyse et lien social*, Paris, Dunod, 2006.

Rouzel J., *La supervision d'équipe en travail social*, Paris, Dunod, 2007.

Rouzel J., *Psychanalyse et écriture. Rencontre avec Pascal Quignard*, Paris, L'Harmattan, 2015.

Rouzel J., *La folie littéraire*, Orange, éditions le Retrait |, 2022.

Rouzel J., « Le transfert et son maniement dans les pratiques sociales ». http://www.psychasoc.com.

Unis vers Cythère ?

Jacques Cabassut[1]

> « Le père émancipateur n'est pas un pédagogue bonhomme, c'est un maître intraitable. Le commandement émancipateur ne connaît point de traités. Il commande absolument à un sujet qu'il suppose capable de se commander lui-même »
> Jacques Rancière, *Le maître ignorant* (Librairie Arthème-Fayard, 1987, p. 67).

Université Omar Bongo

Dans le cadre de ma venue au Gabon à l'occasion d'un congrès[2], j'ai eu l'insigne honneur de participer à un jury de thèse[3]. Un « *décorum* » hautement symbolique y régna : les

---

[1] Jacques Cabassut, est psychanalyste (Président de *l'@psychanalyse*), Professeur de psychopathologie clinique à l'Université Côte d'Azur (UCA), Campus Carlone (Nice)/membre du LIRCES (Laboratoire Interdisciplinaire Récits Cultures et Sociétés). Superviseur d'équipes et formateur, il a été auparavant psychologue clinicien dans le champ de la Santé, du Social et du Médico-social. Derniers ouvrages : *Bonjour l'institution !*, Nîmes, Champ Social, 2017 ; *Footaises. Psychanalyse du ballon rond*, Paris, L'Harmattan, 2023.

[2] Cabassut, J., « Que sont les gay sçavoirs devenus… » In *Les sciences humaines et sociales face au devenir de l'Afrique. Epistémologie(s), Savoir(s) et Pratiques* », Premier Congrès International du PTR LSCC-CAMES, ENSET, Libreville (Gabon), sous le haut patronage du Président de la République, chef de l'État, son Excellence Ali Omar Bongo, du 11 au 17 décembre 2022. Actes du colloque, à paraître.

[3] Membre du jury de soutenance de la thèse de Mme Laure Nzoutsi : « La confrontation des discours en situation clinique : entre influences cultu-

divers membres portaient la toge, coiffés de leur « *mortar-board* »[4]. La doctorante, une fois reçue avec mention, revêtit le même vêtement et la même coiffe, rejoignant les « maîtres » à l'endroit du savoir. C'est dire si les symboles et les rituels ont encore ici leur importance. À la différence du cruel constat d'une dé-symbolisation du rapport au savoir au sein de l'université française. Celle-ci se traduit pêle-mêle par la suppression de la mention (remplacée par admis – non admis), l'interdit de vote du directeur de thèse lors des délibérations

---

relles et étrangetés singulières ». Sous la direction de Samuel Mbadinga, soutenue publiquement le samedi 17 décembre à l'Université Omar Bongo, Faculté des Lettres et Sciences humains, Département de Psychologie, Centre de recherches et d'Études en psychologie (Gabon). Membres du Jury, Tsala Tsala Jacques-Philippe (Président) Pr des universités (Yaoundé), M. Mohammed Ham (Rapporteur 1) Pr des Universités UCA (Nice), Georice Berthin Madebe Directeur de recherche/HDR (Cenarest Gabon) (Rapporteur 2), Sylvie Akiguet ép. Bakong, MCF CAMES, Université Omar Bongo, Jacques Cabassut Pr des universités UCA – Nice, Samuel Mbadinga MCF CAMES, Université Omar Bongo.

[4] Curieusement, le mortarboard n'a pas été inventé par Stanford ou Harvard. C'était à l'origine un chapeau de la Renaissance italienne, proche de la biretta portée par le clergé (d'où la deuxième partie de son nom ; le préfixe « mortar » provient du mot français mortier à cause de la forme carrée de ce chapeau qui ressemble à une planche à mortier de l'époque). Utilisé en Italie et en France avant de devenir un symbole essentiellement anglo-saxon, le mortarboard est un ingrédient essentiel des « graduation ceremonies » : cérémonies de remise des diplômes à Harvard, Oxford et aussi… Cambridge. Si la ritualisation des études universitaires va de soi dans le monde anglo-saxon, celle-ci a en grande partie disparu en France. Cérémonies de début d'étude, cérémonies de remise des diplômes, port des habits officiels correspondant à chaque grade universitaire, préservation du patrimoine immobilier des universités… La Révolution française est passé par là, l'égalitarisme républicain a imposé la rupture d'avec les symboles antérieurs qui étaient essentiellement chrétiens et royaux. Mais les symboles et les rituels ont leur importance. Et nous trouvons tous maintenant naturel de penser en termes de *Graduation Ceremony* et de *mortarboard* jetés en l'air ! Lien : Mortarboard, chapeau et rite de passage étudiant | VICTORIA'S (victorias.fr).

(post soutenance du jury), les autorisations d'inscription-suivi-contrôle-gestion par les écoles doctorales locales – les comités annuels de suivi de thèse des doctorants et *last but not least*! à partir de septembre 2022 (en application de l'article L612-7 du code de l'éducation), l'obligation pour la doctorante ou le doctorant admis, de prêter serment (*sic*) à l'issue de la soutenance, le texte du serment devant apparaître sans modification au sein du procès-verbal – (!?). Lors de la soutenance, j'ai donc commencé mes propos par l'association que ce « *decorum* » fit naître *in situ,* à savoir celle du « *disputatio* » propre à la scolastique médiévale, celle-là même qui s'est instituée comme méthode d'enseignement et d'évaluation des enseignements[5]. L'usage de la *disputatio* renvoie à la notion de « dispute verbale », de débats logiques, d'échanges oratoires et de confrontation de discours et de savoirs[6]. Force est de constater que le dispositif de la *disputatio*[7] est mis à mal par le tout numérique, ainsi que par

---

[5] La scholastique médiévale se compose de la *disputatio* et de la *lectio* ; la *disputatio* est une des méthodes essentielles d'enseignement et de recherche, ainsi qu'une technique d'examen dans les universités à partir du début du XIIIe siècle. Le terme désignera peu à peu les débats sur les sujets de théologie, d'abord entre juifs et chrétiens, puis lors de la Réforme. Se reporter au *Dictionnaire de la philosophie*, Durozoi/Roussel, Paris, Nathan, 1990. La disputatio s'avère ainsi dans un même mouvement être une tentative de conciliation de la foi et de la raison, de la Bible et d'Aristote.

[6] Jacques Cabassut, *Petite grammaire lacanienne du collectif institutionnel*, Nîmes, Champ social, 2009, p. 42.

[7] Dans la scholastique médiévale, la *disputatio* qui renvoie à la notion de discours et de dispute, était, avec la *lectio*, une des méthodes essentielles d'enseignement et de recherche, ainsi qu'une technique d'examen dans les universités à partir du XIIIe. Le terme désignera ensuite les débats sur des sujets théologiques, particulièrement à l'époque de la réforme. La *disputatio* universitaire consistait en une discussion organisée selon un schéma dialectique sous la forme d'un débat oral réalisé devant un auditoire, parfois en public. Ce « colloque » était codifié : à la *questio* formulée sur

les pédagogies innovantes (qui impliquent les cours en ligne, la connexion internet pour réaliser des sondages durant le cours ou des chats, etc[8].), les différents ENT (Espaces numériques de travail), les emplois du temps des EC comme des étudiants sur les téléphones portables, ou les évaluations de type QCM (et les annales qui vont avec), etc. Mais quel lien, diable !, doit-on établir entre *disputatio*, *decorum* universitaire et dimension du transfert, telle que la clinique freudo-lacanienne la définit ?

Peut-être peut-on l'établir à partir des trois signifiants maîtres auxquels Joseph Rouzel nous a convoqués ici même, *i. e.* « *Trans-fert*, *Amour*, *Savoir* », et que je déplierai à mon tour dans leur origine étymologique commune de « *Trans-fert, Trans-port, Trans-mission* ». Précisons que « Trans » est le préfixe latin signifiant « passer d'ici à là », « passer à travers », « passer outre », ou « être au-delà ».

Dès lors, afin de répondre brutalement à ma précédente question : « *Ce que notre pratique révèle, c'est que le savoir, savoir inconscient, a un rapport avec l'amour* »[9]. Pour emprunter un chemin plus étroit à présent, disons que le transfert est, pour l'essentiel, transfert de signifiants. C'est dire sa double essence langagière et sociale : l'être langagier nécessite

---

un texte par le maître, un *opponens* formulait des objections, auquel un *respondens* était chargé d'opposer des contre arguments de manière à justement créer un débat d'arguments. Ceux-ci épuisés, le maître avançait une solution argumentée (*determinatio*) avant de conclure quelques jours plus tard par un *determinatio magistralis* qui donnait lieu à un rapport écrit (la *questio disputatio*) dans lequel n'étaient pas exposés les débats. Source Encyclopédie en ligne Wikipédia.

[8] Les enseignants-chercheurs qui s'y adonnent bénéficient d'une décharge de 27 h de cours.

[9] Jacques Lacan, « Propos sur l'hystérie », intervention du 26 février 1977 à Bruxelles, dans *Quarto* (Supplément belge à « *La lettre mensuelle de l'École freudienne* »), n° 2, 1981.

un Autre qui lui transmettra les signifiants primordiaux de la langue tels qu'ils seront véhiculés originalement par la voix maternelle. Être langagier et être social partagent ainsi une naissance simultanée, l'*infans* ne s'humanisant pas seul de façon autonome, mais *via* ledit transport d'amour, de désir et de jouir propre au lien « mère-*infans* ». Le transfert implique ainsi de sortir du schéma informationnel de communication (type « émetteur-récepteur-message »), pour dégager différentes places symboliques nécessaires à la constitution d'une adresse, quant à elle indispensable au transport langagier et à son échange transformatif : le transfert est transport entre deux êtres (langagiers) qui transforme les deux ! comme il est écrit en substance dans le séminaire XI. La relation éducative, à l'instar de la clinique analytique, nécessite la dynamique de transfert, fût-elle dans le champ des études supérieures universitaires, et autant que dans la clinique, sinon plus, du transport d'amour vers le lieu de ce savoir supposé.

Gay sçavoirs, savoirs primitifs, savoir inconscient

Retour sur la communication au congrès de Libreville : les modes de savoirs inconscients de la psychanalyse rejoignent ici ceux des discours primitifs, ceux-là mêmes que Levi Strauss dans le champ de l'ethnologie, de l'anthropologie et de la sociologie, aura apparentés aux sociétés du même nom, désignant ces dernières comme un vaste ensemble de populations restées ignorantes de l'écriture et soustraites de ce fait, aux méthodes d'investigations du pur historien[10]. Confrontés aux technosciences du numérique ou à la neuro-cognition, qu'advient-il de la qualité du lien social et de la culture populaire et/ou traditionnelle des peuples et des sociétés du même nom ?

---

[10] Claude Lévi-Strauss, *Anthropologie structurale*, Paris, Plon, 1958 et 1974, p. 119 (éd. 1985).

Car Boccara[11] le précise : « *L'inconscient n'existe pas* [...]. *L'inconscient est transculturel* [...]. *L'inconscient est une notion issue de la tradition philosophique occidentale pour désigner un mode mythique de connaissance, Le Gai savoir de l'homme animal* ».

L'on saisit mieux alors pourquoi Freud, avant Levi Strauss, nous a permis d'entendre une telle « *dit-mension* » du primitif, que chacun porte – et supporte – en lui : il le nomme « infantile », forme archaïque[12] de la pulsion, du fait que le concept désigne ce qui ne grandit pas et ne se « parolise » pas chez l'humain[13], quel que soit l'âge, le sexe, la culture. À ce titre, je ne résiste pas à citer un extrait d'« *Anthropologie structurale* », accolant les deux auteurs : « *l'efficacité symbolique* » du rituel chamanique réside dans le fait que le chaman fournit à sa malade un langage, dans lequel peuvent s'exprimer des états informulés – ou informulables autrement. C'est le passage à l'expression verbale de ces derniers qui provoque le déblocage du processus physiologique et la réorganisation qui s'en suit pour le malade, ou plutôt en l'occurrence, « la » malade, confrontée à un accouchement difficile. Cette correspondance est précise : « *le malade atteint de névrose liquide un mythe individuel en s'opposant à un psychanalyste réel ; l'accouchée indigène surmonte un désordre organique véritable en s'identifiant à un chaman mythiquement transposé* »[14].

---

[11] Michel Boccara, « Le trou noir du social ou les fondements mythiques de la société humaine », dans P.-L. Assoun et M. Zafiropoulos (dir.), *La règle sociale et son au-delà inconscient. I Psychanalyse et pratiques sociales*, Paris, Anthropos-Economica, 1994, p. 167-190.

[12] Archaïque s'origine du grec *Arkhé* qui est le principe de commandement du commencement, ou pour le dire avec Arendt qui s'y réfère : « d'où ça commence, d'où ça commande ».

[13] « *L'in-fans* » est littéralement celui qui ne parle pas.

[14] Claude Lévi-Strauss, *Anthropologie structurale*, *op. cit.*, p. 119.

L'un parle pour sa malade, là où le patient fait parler sous transfert le psychanalyste en lui prêtant des intentions et des sentiments. Dans les deux cas, les conflits et les résistances se résolvent non pas de la connaissance réelle ou supposée que le patient en acquiert progressivement, mais parce que ladite connaissance rend possible une expérience spécifique, nécessairement orientée par du « supposé savoir » en acte, transformatif de deux êtres en présence. La demande d'amour supplante la demande d'explication.

Nous comprenons donc aisément, que le transfert est d'abord et surtout ce primitif et cet archaïque liés à la « *parolisation* » – le terme est de Michel Lapeyre – de l'humain : qui dit sujet de l'inconscient dit celui du transfert. Celui-ci rencontre celui-là au carrefour du « x » : « *Le transfert n'est pas facile à définir. Disons en gros que c'est la mobilisation de l'inconscient en relation avec l'analyste* (le chaman ?) [...] *Il est prudent de ne pas chercher trop de précisions. Car le transfert est vraiment le non-théorisable de l'analyse* »[15].

Moi, la vérité, je parle !

Bref, à tenter de le définir quelque peu avec Lacan comme « *de l'amour qui s'adresse à un savoir* », c'est tout le rapport, frictionnel, entre vérité et savoir, dans leur proximité non équivalente qui est alors à l'œuvre : la première (S1) ne peut que se « mi-dire », en utilisant les transports signifiants du second (S2). Ici apparaît clairement le *distinguo* entre « sujet supposé savoir » (SSS) et « sujet sachant » (SS) : si la dynamique de transfert s'appuie sur le « SSS » dans le travail de la cure, c'est pour que le psychanalyste en soit destitué à terme par

[15] Octave Mannoni, *Un commencement qui n'en finit pas*, Paris, Seuil, 1980.

l'analysant : ce n'est pas l'Autre ni le sujet – fût-il de l'inconscient – qui sait, mais le symptôme précise Pierre Bruno[16]. Le « SS » quant à lui, subsiste dans sa phonétique policière nazie qui protège les savoirs d'une possible résonance de vérité subjective, qui démet et clive l'énonciation – subjective – de l'énoncé – globalisant – qui scinde les « *gay sçavoirs* » des savoirs académiques. Notons que la logique « SS » s'inscrit dans les dispositifs postmodernes de production et de transmission technologique standard des savoirs contemporains normatifs *via* leurs modalités objectives et objectivantes. Celles-ci s'avèrent propres à la Sainte-Alliance entre discours de la science moderne et logique de marché.

Se dessine alors la question que je tente de circonscrire entre ces lignes, à savoir celle de la survivance de l'énigme de transfert dans le champ de sa production et de sa transmission à l'université, sur les deux axes de la recherche et des enseignements. Et pour cause : les trois métiers impossibles freudiens impliquent et reposent sur un nouage de transfert. Soigner, éduquer, gouverner… non sans liens de transfert, qui sont autant d'effectuation d'un amour impossible car passionnément moteur et/ou résistance de transfert. C'est là toute la question : confronté à la frustration et au ratage structurel propre à ces métiers comme au supplémentaire impossible lacanien de « *faire désirer le sujet* », comment le Pr des universités que je suis va-t-il traiter subjectivement et dans le lien social, ledit impossible ? Comment la construction de dispositifs pédagogiques ou didactiques va-t-elle encourager le transfert moteur dans les apprentissages et les connaissances, et freiner sa résistance intrinsèque ? La transmission de savoirs implique toujours quelqu'un qui parle au sujet. Du coup, l'on peut s'interroger sur les effets du changement de discours sur

---

[16] http://leparidelacan.e.l.f.unblog.fr/files/2017/07/5-p.bruno-etre-de-filiation-etre-desymptome.pdf.

la scène de l'université, du lien social comme de la (psychologie) clinique[17]. Il n'est pas sans déboucher sur la question qui me taraude, celle de la possibilité d'existence ou tout au moins de résonance du discours de l'analyste au sein du discours de l'universitaire. Pour le dire autrement : quelles sont aujourd'hui les subversions de transfert possibles dans les pratiques d'enseignement supérieur et de recherche ?

Retour à Libreville

Le moins que l'on puisse dire, c'est qu'il existe encore au sein de la solennité protocolaire gabonaise une forme d'« *efficacité symbolique* » pour emprunter à Lévi-Strauss ; *idem* quant au « *disputatio* », qui n'est pas sans solliciter la dynamique de transfert en positionnant un « *sujet supposé savoir* » en la personne du maître, un maître finalement ignorant pour le dire avec Rancière[18] : désir et transfert inconscients ne s'enseignent pas ! même si la place occupée garantit la qualité des débats et des savoirs produits et surtout la possibilité d'enseigner ce que l'on ignore, ravivant comme il l'écrit, une « *conscience d'émancipation* ».

On reconnaîtra là le discours du maître (DM) dans sa fonction émancipatrice du désir – que mon exergue illustre –, discours originaire et fondamental, celui à l'appel duquel quelqu'un se lève pour répondre. Simultanément, l'ordre symbolique est discours de l'ordre par excellence. Il est celui adopté aussi par le psychanalyste dans le dispositif de la cure (montant des séances, durée et fréquence du travail, etc.). Il

---

[17] Se reporter à l'arrêté Veyran concernant l'expertise neurocognitive sous tutelle médicale qui devra être réalisée par les psychologues voulant bénéficier d'un remboursement de consultation par la sécurité sociale.

[18] Jacques Rancière, *Le maître ignorant*, Librairie Arthème-Fayard, Collection 10/18,1987.

ne se rencontre plus dans sa forme pure et originelle d'après Lacan, mais sous des formes modifiées (discours capitaliste, colonisation, etc.) telles évidemment le discours de l'universitaire (DU), qui n'en désignent pas moins son excès. Le DU s'avère un maître « *faux cul* », dans le sens où c'est le savoir – anonyme, systémique, méthodologique – qui est au poste de commande. Lacan à travers lui, tente de regrouper tous les liens sociaux qui produisent des sujets normaux sinon formatés relevant donc des pratiques éducatives, de réadaptation, de correction, de discipline ainsi que celles d'assimilation, d'endoctrinement, d'intégration ou de conversion[19]. L'on saisit mieux alors, comment la parole et la langue sont dépréciées au profit de dispositifs de recherche et d'enseignement machiniques et numériques qui transforment l'humain en « *homo cognitivus* ».

Mutation du savoir indisponible pour penser aussi les « choses de la vie », écrit Marie-Jean Sauret. Et mutation des rapports au savoir, rajouterai-je, les modes d'évaluation (de type QCM), les cahiers d'observations, la conception comportementale et cognitive du fonctionnement psychique de l'élève ou de l'étudiant – centrée sur les capacités d'apprentissage plus que sur le contenu et ce que chacun fait de ce qui lui est enseigné – participent de cette dérive. Du coup, en miroir, l'enseignant mute en technicien que l'intelligence artificielle, l'informatique, le distanciel seraient susceptible de remplacer avantageusement[20]. Peut-être, à l'instar du travailleur social, est-il réduit à un simple exécutant d'une tache décidée par d'autres en amont. Retour de l'idéal machinique,

---

[19] Sidi Askofaré, *D'un discours l'Autre. La science à l'épreuve de la psychanalyse*, Toulouse, Presses Universitaires du Mirail, Psychanalyse &., 2013, p. 34-36.

[20] Marie-Jean Sauret, « La marchandisation des savoirs », *L'Humanité*, 2022.

sous la forme du numérique informatique[21], de la statistique, de l'image et de l'écran, dans l'apogée du calcul, de la cotation, de l'évaluation quantitative et chiffrée, véritable objectivation de l'humain dans une réduction indéfiniment compilée de ses données « *bio-psycho-sociales* ».

Or, face à cette anthropologie singulière produite par le modèle néolibéral, nous savons depuis Freud et Marx – et sa fameuse « fétichisation de la marchandise » –, que l'humain doit produire des objets – en l'occurrence ici des savoirs – pour s'en séparer, s'en détacher afin de rejeter hors de soi leur part anéantissante et de ne pas être possédé par eux. Notons que ces objets vont des excréments à l'œuvre d'art[22].

Ce qui n'est alors pas sans nous questionner, avec Georges Bataille[23], sur la nécessaire consumation sacrificielle excédentaire des dits objets, cette fameuse « part maudite », soit « mal-dite », de la nécessaire dépense du surplus[24]. Il faut préciser que l'objet d'échange dans certaines cultures ne se réduit pas à une simple marchandise, et que l'échange lui-même ne correspond pas au simple besoin d'acquérir, mais à celui de perdre ! Il faut

---

[21] Se reporter à Jacques Cabassut, « Le retour de l'Homme machine ? », 11e Congrès International du Grimh, *(Groupe de Recherche sur les Images du Monde hispanique)*, « Image et Science », Lyon, les 15, 16 et 17 novembre 2018, IUT Lumières, Actes du colloque.

[22] Un participant à un récent travail de supervision d'équipe, m'informait de la représentation qu'il avait de moi, de mon rôle de superviseur, et indirectement de la finalité de notre travail : « *Vous êtes là pour changer le logiciel des personnes ?* » me dit-il.

[23] Gérard Pommier, « Retour sur mai 68 : prise de parole et communisme actuel », dans *Désir individuel, conscience collective*, Paris, Syllepse, 2010, p. 57-66.

[24] Lacan nommait « *Lathouses* » ces objets qui nous encombrent. « Lathouse », est encore un néologisme provenant de *léthé* (oubli) et *aletheia* (vérité). Elle désigne ce foisonnement d'objets mondains, autant d'objets leurres du Désir et non semblants de @, qui iront jusqu'à encombrer la Chose et le sujet de leur « trop plein » de jouissance.

préciser encore que la conception de la folie, comme celle de la souffrance, emprunte toujours aux modèles des sciences techniques et technologiques de leur époque[25]…

La parole de transfert dans la relation socio-politique ou pédagogique n'y est donc plus de mise aujourd'hui, pas plus que l'intérêt porté sur la vie intérieure de l'apprenant, de l'élève ou de l'étudiant.

Tristes topiques des savoirs

Bref, mutation du savoir – désormais technique, information, compétence, instruction – qui entraîne une mutation du rapport au savoir, du rapport du sujet à l'Autre du savoir. Anthropologie néolibérale de l'homme neurocognitif qui fonctionne non plus à partir de l'adresse de transfert d'amour, mais d'une plateforme communicationnelle : toutes les adresses email se valent comme boîte de réception.

La logique alors n'est plus transformative – de l'être – mais communicationnelle. Elle fonctionne sur la dimension instrumentale du langage, sur le principe de l'émetteur-récepteur lié entre eux par un message.

La propriété intrinsèque à cette logique est uniquement celle de la transmission d'informations : le récepteur ne doit en aucune façon modifier le message transmis.

Or, la modification des deux êtres de transfert en présence nécessite la sortie de la fonction instrumentale communicationnelle pour retrouver l'équivoque, le malentendu et le ratage consubstantiel du langage, qui ne pourra tout dire du réel.

---

[25] Ainsi, la sismothérapie (électrochocs) et ses décharges, surviennent lorsque l'on conçoit le cerveau comme étant traversé par des courants électriques, *via* un système de tensions / surtensions paroxysmiques.

En définitive, l'anthropologie néolibérale modifie le rapport du sujet à l'Autre du savoir, le propulsant « hors transfert ». L'enseignant, comme le précise Marie-Jean Sauret, est un technicien que l'intelligence artificielle, l'informatique, le distanciel seraient susceptibles de remplacer avantageusement. Quant à l'apprenant, l'étudiant ou l'élève, machine à apprendre, s'il ne réussit pas, c'est soit qu'il est en panne, soit que le serveur n'est pas à la hauteur de son génie, et qu'il s'avère un haut potentiel intellectuel ignoré. La logique néolibérale non seulement affecte l'école ou l'université et ses enseignants ou enseignants-chercheurs, mais son anthropologie façonne enfants et adultes. Le processus de Bologne et la convention de Lisbonne transforment délibérément l'éducation nationale en entreprise. On peut en dire de même de l'université française. *In fine*, le savoir débité en data est mis à disposition de chacun qui pourra l'acheter, de la naissance à la mort, avant de l'exploiter sur le marché, pour s'en payer un nouveau plus performant, une fois ce savoir usé, souligne Sauret.

Problème : le néolibéralisme a réussi l'exploit de transformer le savoir en objet du marché. Plus de transmission, mais un commerce dont nous mesurons la contre-productivité !

Ce pourquoi, les dispositifs techno-scientifiques et numériques contemporains de production et de transmission des savoirs, de par leurs modalités objectives et objectivantes, s'avèrent caractéristiques de la Sainte-Alliance auparavant évoquée entre discours de la science moderne et discours de marché. Citons pêle-mêle : la classification des revues en quantiles (Q1, Q2, Q3, Q4), l'impact de « *l'impact factor* » dans la démarche de publications du chercheur, les procédures expérimentales propres à l'« *Evidence Based Medecine* » type

ECR ou méta-analyse[26], etc.). Ladite Sainte-Alliance implique une globalisation des savoirs, laquelle nécessite sa marchandisation, et à ce titre l'institutionnalisation libérale d'une machinerie nécessaire à sa fabrique. Impossible de ne pas penser au néologisme lacanien de « *poubellication* », lequel met l'accent sur cette « publication-déchétisation » induite par la vitesse exponentielle de production et d'accumulation des savoirs dits scientifiques, comme de la perte de sens qui l'accompagne.

Je me suis interrogé il y a peu[27], sur ce que signifie aujourd'hui enseigner et produire de la recherche en psychopathologie clinique et psychanalyse à l'université. Mon entrée dans le monde universitaire il y a un peu plus de 20 ans, a en effet correspondu à un mouvement de grève générale avec occupation des amphis 24h/24h. Éthique et clinique du sujet de l'individuel comme du sujet du collectif s'y sont télescopées pour ma plus grande joie ! D'emblée il était signifié au maître du discours – et en l'occurrence au maître de conférences d'alors – que quelque chose ne tournait pas rond par le biais du symptôme social par excellence, *i. e* la grève pour Lacan.

Depuis lors : l'autonomie des universités (LRU), la loi LMD d'harmonisation normalisation européenne de l'enseignement supérieur – qui consista en 2010, à réélaborer les maquettes des enseignements par filières ; mutualisation, rentabilisation, mise en concurrence des pôles universitaires dans la production d'offres de formation (*sic*), etc. – … et aujourd'hui : par-

---

[26] La marchandisation du savoir telle qu'elle apparait dans la production contemporaine du savoir scientifique le prouve : je fais référence ici à la méthode expérimentale qui prévaut dans les sciences médicales et constitue l'« *Evidence based medecine* », la médecine fondée sur les preuves *via* les essais contrôles randomisés ou ECR ; cette médecine fondée sur les preuves, produit également nombre de méta-analyses.

[27] Jacques Cabassut, « E.C. », dans *Une praxis de la psychanalyse*, Association l'@psychanalyse, collection Psychanalyse et lien social, Paris, L'Harmattan, 2022, p. 105-125.

cours sup, l'avènement des financements d'excellence (type Idex[28]), la création des EUR (Écoles universitaires de recherche) intégrant différents chercheurs de disciplines différentes (à ce titre, chaque université pourra localement décider de la prolongation de l'existence de ses laboratoires de recherche, autorisant la survie des rentables et supprimant les autres), celle des diplômes d'établissement auto-financés unilatéralement (à la différence des diplômes nationaux délivrés et financés par le ministère) aux frais d'inscriptions aussi variables qu'élevés, la centralisation du pouvoir dans les mains du président d'université (qui est encore un pair le plus souvent, mais pour combien de temps encore, avant de voir apparaître des présidents managers non universitaires ?)... Ces différentes mutations ont toutes été orientées par la logique de marché relayant la rationalité technico-scientiste de la science moderne[29].

Bref, en matière d'enseignement comme de recherche, c'est bien sous la forme de ce dialecte du discours du Maître qu'est le discours de l'Universitaire que le lien social se produit, dans cette pratique de production de sujets conformes, adaptés sinon formatés, à partir du savoir en position de semblant et de commandement : « *continue à savoir* »[30]. La marchandisation des savoirs implique leur massification sur le registre du simple axe communicationnel des savoirs comme du lien social. Ainsi, face à l'impossible du « gouverner », l'accompagnement scandaleusement onéreux d'Emmanuel Macron dans

[28] Les Initiatives d'excellence font partie des investissements d'avenir, programmes d'investissement de l'État français dont le but est de créer en France des ensembles pluridisciplinaires d'enseignement supérieur et de recherche qui soient de rang mondial.

[29] Je rappelle que le processus de Bologne vise à faire de l'Europe un espace compétitif à l'échelle mondialisée de l'économie de la connaissance.

[30] Sidi Askofaré, *D'un discours l'Autre. La science à l'épreuve de la psychanalyse*, Toulouse, Presses Universitaires du Mirail, 2013, p. 35-36.

ses campagnes électorales, sa « gouvernance » ou la gestion de la crise de la Covid, réalisé par le puissant cabinet de conseil américain McKinsey.

En définitive, c'est la volonté de savoir propre à son commandement (« *continue à savoir !* ») qui caractérise le hors transfert du discours universitaire comme nouveau maître contemporain. Cette passion de savoir de la science, se déconnecte du désir de savoir de l'analyste ou de l'amour de savoir propre au transfert[31].

Ouvertures

Dès lors, comment réintroduire de l'amour, mais aussi, du côté de l'enseignant-chercheur que je suis, du « désir de savoir » au sein du « *continue à savoir !* » ?

À l'instar de la clinique, c'est la posture éthique qui sera déterminante, telle qu'elle va se traduire par des dispositifs pédagogiques à même de faire résonner le désir de savoir, l'amour de transfert et la joie propre à la jubilation de la rencontre de l'Autre de la connaissance.

À l'occasion d'un premier cours de mes enseignements en premières années de psychologie, je présentais ces derniers aux étudiants réunis en amphi. Je précisais alors :

1° En miroir au désir de l'analyste, ce qu'il était de mon désir d'enseignant. La « *furor sanandi* » sur un plan clinique se traduit par le même déchaînement propre au « *continue à savoir* ». J'évoquais donc clairement la finalité de l'enseignement, ainsi que la structure de mes interventions, celle de mettre en tension, de restaurer du *disputatio* à la place d'une incorporation de savoirs, celui d'un débat « parolisé » avec soi et avec les autres, se traduisant par la formulation de questions

[31] *Ibid.*, p 57 et p. 76.

– éthiques, cliniques, épistémiques, méthodologiques, socio-politiques… – avant d'amener des éléments savants de réponse. La logique du *disputatio* me semble s'accorder à la dimension du symptôme – en psychanalyse : c'est bien l'énigme propre au symptôme dont le sujet n'a pas la cause, qu'il s'agira de signifier. Or, puisque le symptôme ne s'interprète pas et que pour interpréter il y faut du transfert… alors, c'est bien la place de maître ou de sujet sachant que j'occupe qui devra servir de locomotive du transfert, afin que les wagons des étudiants puissent s'en détacher, en se décalant de l'amour – de la haine ou de l'incroyance – du maître – et des savoirs qui y sont rattachés – afin de construire les leurs.

La forme parlée du cours à partir d'éclats de lecture et d'associations obéit à cette logique, pour le meilleur et pour le pire : certains sont ravi(e)s d'une forme de pensée en mouvement, d'autres plutôt angoissé(e)s, car ne discriminant pas dans le flux des propos, l'essentiel du facultatif. Il s'agira ainsi, de promouvoir du conflit avant tout, au lieu de l'affrontement des idées et des approches, dans l'opposition heuristique entre l'opinion de type « *I like* » et l'argument critique. La finalité diffère de l'objectif « académique » du CM : la question posée par Georges Canguilhem « *Qu'est-ce que la psychologie ?* »[32], permettra de faire apparaître le trou dans le savoir comme point d'appui central des enseignements.

Le dispositif pédagogique de TD lui-même s'inspire également du *disputatio* et de la naissance simultanée de l'être langagier et de l'être social. Ainsi, est-il demandé aux étudiants à partir du visionnage de films documentaires, d'interpréter individuellement puis collectivement ces derniers à partir des points d'impasse, d'incompréhension, de malentendus ou de

[32] Georges Canguilhem, *Qu'est-ce que la psychologie ?*, conférence prononcée le 18 décembre 1958 au Collège philosophique à Paris, *Revue de Métaphysique et de Morale*, n° 1, Paris ou texte en ligne.

désaccord qui sont les leurs. Des groupes de travail seront constitués afin, à partir des notes personnelles, d'échanger, de débattre et de formuler ensemble, une ou deux questions précises. Le simple fait de ne pas proposer des exposés de savoirs thématiques extraits du film, pour découvrir et construire ensemble un questionnement à la place d'une réponse, n'est pas sans produire une forme de crise épistémologique généralisée. Et pas que : l'on est venu me demander s'il était obligé de venir parler et de présenter devant les autres ses questionnements…

La « dit-mension » du conflit et de régulation des enseignements par les pairs permet de proposer une forme d'autorité subjectivante[33], distincte de l'exercice du pouvoir du maître sachant. Freud nous aura fait entendre en effet au sein du « fantasme de fustigation », cette demande d'être puni par un Autre, demande toujours adressée à une figure ou un substitut d'« Un père » : tel est l'exemple pris par lui dans la troisième phase du « fantasme », au sein de laquelle la personne qui bat n'est jamais la personne du père, mais son substitut, soit un professeur dit-il. Le maître et le père peuvent ici même se juxtaposer à l'instar du travail de la cure, à l'endroit du transfert de « hainamoration » et d'ambivalence des sentiments (amour-hostilité).

2° Cette présentation de la philosophie du cours (CM et TD) nécessite d'accepter d'occuper cette place de semblant du transfert nécessaire au dispositif d'enseignement, comme il l'est au dispositif de la cure : « accepter de se faire m'être » donc (plutôt qu'expert) pour conserver l'équivoque, afin qu'un nouage puisse s'établir, et qu'ensuite l'analyste – ou le Pr – soit

[33] Jacques Cabassut, « L'autorité subjectivante ou de « l'étrangéreté » à l'altérité dans la rencontre clinique, institutionnelle et éducative », dans *TREMA*, n° 27, numéro thématique « L'autorité à l'école : à restaurer ou à instaurer ? », coordonné par Daniel Favre, 2007, p. 57-68.

destitué et tombe – symboliquement s'entend ! – comme une merde !

Le savoir ne sert qu'à véhiculer une vérité – partielle –, et je continue à faire le pari, qu'*a contrario* d'autres disciplines, il existe une demande particulière chez celui qui fait « psycho », non pas d'explication, mais d'amour à l'A(a)utre du savoir. À charge pour l'enseignant d'accepter d'être destitué de son supposé savoir sinon de sa place de sachant, pour atteindre à la proposition suivante : « De notre position de sujet, nous sommes toujours responsables »[34]. Le cours vise à permettre un choix de l'approche et du modèle de référence en psychologie, et ce en meilleure connaissance de cause. Il n'est pas sans lien avec la division entre vérité et savoir et son engagement dans un modèle et donc un parcours (en master) – psychologie sociale, psychologie cognitivo-comportementale, psychologie de la santé, neuropsychologie, psychologie du développement, etc.

3° A ce titre, Jean Oury et son fameux « *qu'est-ce que je fous là ?* » aura été évoqué, lequel n'est autre que la question de l'éthique et du désir voire de l'éthique du désir. Il ne faut pas renoncer à son désir, précise Lacan dans le séminaire VII, même s'il s'avère difficile au sens analytique sinon impossible de le connaître une bonne fois pour toutes en l'atteignant. Mais, l'on peut néanmoins le reconnaître. J'ai donc invoqué ce quelque chose énigmatique qui s'articule au Désir, et qui aura poussé chacun à « faire » psycho, dans l'impossible, mais nécessaire résolution de notre être au monde et de son manque à être consubstantiel.

4° En définitive, il me semble que quelque chose du sujet du transfert, consubstantiel au sujet de l'inconscient, sujet de

[34] Jacques Lacan, « La science et la vérité » (1965-1966), dans *Écrits*, Paris, Seuil, p. 855-877.

la jouissance et du désir, peut parasiter et investir le DU. En effet, mieux qu'une simple répétition, le transfert engendre une véritable création, du fait du ratage du retour à l'identique propre au Désir : on ne se baigne jamais deux fois dans la même eau. La recherche d'un complément de savoir chez l'autre [« *De l'amour qui s'adresse au savoir* », je le redis] vient à rater, par définition, mais permet au passage de se réinventer dans la relation – de transfert – à autrui, fût-elle didactique ou pédagogique. Bref, si le discours débile contemporain peut s'entendre comme tout ce qui vient dénier le fait « *qu'il n'y a pas de rapport sexuel* », autrement dit, qu'aucun objet, aucune personne, aucun savoir, etc., ne pourra venir combler mon manque à être structurel, alors le dispositif du *disputatio* nous permet de rétablir la division subjective et de limiter la débilisation contemporaine par les savoirs.

Les étudiants à la suite de ce premier cours auront applaudi.

Je ne dis pas « ils m'auront applaudi ». Car au-delà de la satisfaction narcissique – que je ne conteste pas, hélas ! –, ce qui m'a touché pour cette première fois dans ma carrière d'enseignant (si des applaudissements peuvent survenir lors d'un dernier cours, je ne les connaissais pas à l'occasion du premier), c'est peut-être qu'il existe une justesse du « *bien dire* » telle que la clinique analytique nous l'enseigne. L'expérience dans/de la rencontre, et plus particulièrement quelque chose du savoir par l'épreuve ou par ladite expérience, est à même de continuer à s'accomplir. Surgit alors le « *pathéi mathos* » d'Eschyle, dont Pierre Fédida fait « *la tradition tragique du psychopathologique* »[35], lequel signifie littéralement « *le savoir dans l'épreuve* » ou « *la connaissance par l'expérience* ». N'est-ce pas là l'autre nom du savoir de

---

[35] Roland Gori et Marie José Del Volgo, *La santé totalitaire* », Paris, Denoël, Espace analytique, 2005, p. 86.

transfert qui naît et nécessite l'altérité de la rencontre mobilisée, pour le moins mobilisable, dans l'effet-groupe ou dans la recherche et/ou les enseignements ?

Références bibliographiques

Askofaré, S. (2013). *D'un discours l'Autre. La science à l'épreuve de la Psychanalyse.* Toulouse : Presses Universitaires du Mirail, Psychanalyse &.

Boccara, M. (1994). Le trou noir du social ou les fondements mythiques de la société humaine. In P.-L. Assoun et M. Zafiropoulos (dir.), *La règle sociale et son au-delà inconscient. I Psychanalyse et pratiques sociales.* Paris, Anthropos-Economica.

Bruno, P. (2017). En ligne : http://leparidelacan.e.l.f.unblog.fr/files/2017/07/5-p.bruno-etre-defiliation-etre-desymptome.pdf.

Bruno, P. (2013). *Une psychanalyse : du rébus au rebut.* Paris : Érès, Point hors ligne.

Cabassut, J. (2022). « Que sont les gay sçavoirs devenus… ». In *Les sciences humaines et sociales face au devenir de l'Afrique. Epistémologie(s), Savoir(s) et Pratiques,* Premier Congrès International du PTR LSCC – CAMES, ENSET, Libreville (Gabon), du 11 au 17 décembre 2022. Actes du colloque, à paraître.

Cabassut, J. (2022). « E. C. ». In *Une praxis de la psychanalyse,* Association l'@psychanalyse, collection Psychanalyse et lien social, Paris, L'Harmattan, p. 105-125.

Cabassut, J. (2018). « Le retour de l'Homme machine ? » In 11e Congrès International du Grimh (Groupe de Recherche sur les Images du Monde hispanique), *Image et Science,* Lyon, les 15, 16 et 17 novembre 2018, IUT Lumières. Actes du colloque.

Cabassut, J. (2009). *Petite grammaire lacanienne du collectif institutionnel.* Nîmes : Champ social éditions.

Cabassut, J. (2007). L'autorité subjectivante ou de « l'étrangéreté » à l'altérité dans la rencontre clinique, institutionnelle et éducative. In *TREMA*, n° 27, numéro thématique *L'autorité à l'école : à restaurer ou à instaurer ?*, coordonné par Daniel Favre, p. 57-68.

Canguilhem, G. (1958). *Qu'est-ce que la psychologie ?*, Conférence prononcée le 18 décembre 1958 au Collège philosophique à Paris, Revue de Métaphysique et de Morale, n° 1, Paris ou texte en ligne.

Gori, R. & Del Volgo, M-J. (2005). *La santé totalitaire.* Paris : Denoël, Espace analytique.

Lacan, J. (1977). « Propos sur l'hystérie », intervention du 26 février 1977 à Bruxelles, dans *Quarto* (Supplément belge à « La lettre mensuelle de l'École freudienne »), n° 2, 1981.

Lacan, J. (1965-66). « La science et la vérité ». In *Écrits.* Paris : Seuil, p. 855-877.

Lacan, J. (1964). *Les quatre concepts fondamentaux de la psychanalyse, Le Séminaire, Livre XI.* Paris : Seuil, Points-Essais.

Lacan, J. (1959-60). *L'Éthique de la psychanalyse, Le Séminaire, Livre VII.* Paris : Seuil.

Lapeyre, M. (2000). *Complexe d'Œdipe et complexe de castration.* Paris : Economica-Anthropos.

Lévi-Strauss, C. (1958). *Anthropologie structurale.* Paris : Plon, 1958 et 1974, Ed. 1985.

Mannoni, 0 (1980). *Un commencement qui n'en finit pas.* Paris : Seuil.

Oury, J. (1984-85). *Le Collectif. Le Séminaire de Sainte Anne.* Nîmes : Champ Social éditions.

Pommier, G. (2010). *Retour sur mai 68 : prise de parole et* communisme actuel ». In *Désir individuel, conscience collective,* Paris, Syllepse, p. 57-66.

Rancière, J. (1987). *Le maître ignorant.* Paris : Librairie Arthème-Fayard, Collection 10/18.

Sauret, M.-J. (2022). « La marchandisation des savoirs ». Tribune dans *L'Humanité*, vendredi 23, samedi 24, dimanche 25 septembre 2022.

Sauret, M.-J. (2022). *Le fil politique (1991-2022).* Orange : éditions le Retrait |.

Sauret, M-J (2008). *L'effet révolutionnaire du symptôme.* Ramonville Saint Agne : Érès/Humus.

Structures éditoriales du groupe L'Harmattan

L'Harmattan Italie
Via degli Artisti, 15
10124 Torino
harmattan.italia@gmail.com

L'Harmattan Hongrie
Kossuth l. u. 14-16.
1053 Budapest
harmattan@harmattan.hu

L'Harmattan Sénégal
10 VDN en face Mermoz
BP 45034 Dakar-Fann
senharmattan@gmail.com

L'Harmattan Cameroun
TSINGA/FECAFOOT
BP 11486 Yaoundé
inkoukam@gmail.com

L'Harmattan Burkina Faso
Achille Somé – tengnule@hotmail.fr

L'Harmattan Guinée
Almamya, rue KA 028 OKB Agency
BP 3470 Conakry
harmattanguinee@yahoo.fr

L'Harmattan RDC
185, avenue Nyangwe
Commune de Lingwala – Kinshasa
matangilamusadila@yahoo.fr

L'Harmattan Congo
219, avenue Nelson Mandela
BP 2874 Brazzaville
harmattan.congo@yahoo.fr

L'Harmattan Mali
ACI 2000 - Immeuble Mgr Jean Marie Cisse
Bureau 10
BP 145 Bamako-Mali
mali@harmattan.fr

L'Harmattan Togo
Djidjole – Lomé
Maison Amela
face EPP BATOME
ddamela@aol.com

L'Harmattan Côte d'Ivoire
Résidence Karl – Cité des Arts
Abidjan-Cocody
03 BP 1588 Abidjan
espace harmattan.ci@hotmail.fr

Nos librairies en France

Librairie internationale
16, rue des Écoles
75005 Paris
librairie.internationale@harmattan.fr
01 40 46 79 11
www.librairieharmattan.com

Librairie des savoirs
21, rue des Écoles
75005 Paris
librairie.sh@harmattan.fr
01 46 34 13 71
www.librairieharmattansh.com

Librairie Le Lucernaire
53, rue Notre-Dame-des-Champs
75006 Paris
librairie@lucernaire.fr
01 42 22 67 13

www.ingramcontent.com/pod-product-compliance
Lightning Source LLC
LaVergne TN
LVHW010941061026
849535LV00007B/2518

* 9 7 8 2 3 3 6 4 4 9 1 0 4 *